70歳からは「転んでも折れない骨」をつくりなさい

中村幸男

青春新書
PLAYBOOKS

はじめに

75歳以上の3人に1人が、1年間に1回以上転んでいる。

65歳以上で介護が必要になった人の原因第4位が、骨折・転倒である（女性に限れば、要介護になる原因の第2位が、骨折・転倒）。


このようなデータがあるのを、ご存じでしょうか。

私たちは年を重ねるごとに、ちょっとしたことで転ぶ可能性が高くなります。

ほんの少しの段差につまずき転んだだけで「転倒→骨折→ベッドでの安静→寝たきり」になってしまう高齢者も少なくありません。

私は整形外科医として15年間で、2万人以上の患者さんを診てきました。

また、現在も膝や股関節などの手術を年間300件以上行《おこな》っています。診療と手術で多くの患者さんに出会う中で、「転倒→活動量の低下→寝たきり」という道をたどる高齢者が、残念なことに年々増えているように感じます。

高齢者の転倒・骨折は、寝たきりに直結します。

だからこそ、足腰の筋トレなど「転ばないための努力」をすることは欠かせません。でも、それと同じくらい大事なのは「**たとえ、転んでしまったとしても折れない骨をつくること**」なのです。

骨折の中でも、寝たきりの原因となるのはほとんどが、大腿骨骨折（脚の付け根の骨折）か背骨の圧迫骨折です。この2つの骨折を防ぐことが、死ぬまで元気に暮らすためには、欠かせないといえるでしょう。

転倒・骨折で病院に運ばれてきた患者さんと話すと、多くの方が「まさか、私が骨折するなんて……」と、おっしゃいます。骨も筋肉と同じで年を重ねるごとに細く弱っていきます。ただ、骨が筋肉と違うのは、その老化や衰弱の様子が目に見えないこと。骨が弱っていても自覚症状がないことも多いため、骨が脆《もろ》くなっていることに気づかない方も多いようです。

普段見過されがちだからこそ、**骨を強くすることは、健康寿命を延ばすために非常に重要**。それを証明したのが、私の活動の拠点である長野県での取り組みです。

長野県といえば、男女ともに健康寿命1位を誇る県。高齢者の有業率も高く、自立した生活を送るシニアが多い県でもあります。

今でこそ健康寿命が長いイメージがある長野県ですが、実は10年ほど前の健康寿命の数値は芳しいものばかりではありませんでした。「骨を強くすることが、健康寿命を延ばすカギだ」と考えていた私は、信州大学の一員として、また、整形外科医として「県民の骨を強化する取り組み」を始めたのです。

県に働きかけ、県民の骨密度検査受診を推進する他、町々の公民館を1つひとつ巡って、高齢の方々に骨を強くするための「骨太体操」と「骨を元気にする食事」の指導をしました。これらの取り組みの成果といえますが、80代、90代から骨密度が増えるケースが見られるようになり、それに伴うようにして、長野県民の健康寿命も延びていったのです。もちろん「骨活（骨の健康を保つ活動）さえすれば、健康寿命を延ばせる」なんて乱暴なことをいうつもりはありません。ただ、骨活が長野県民の健康寿命を延ばす一因になったことは、間違いありません。

本書では、長野県でわれわれが実践し、成果を上げてきた「転んでも折れない骨をつくる方法」をまとめました。

「骨太体操」と「骨を元気にする食事」をメインに、体の外と内から骨を鍛えて強くする方法をじっくりご紹介します。

骨太体操は大腿骨骨折を防ぐ「**かかと落とし**」と、背骨の圧迫骨折を予防する「**おへそひっこみ体操**」の２本立て。２つとも、われわれのチームが実際にデータをとって効果を確認しながら、試行錯誤をくり返しつつ完成させたものです。

骨太体操の効果は科学的なデータによって裏づけされていますので、続ければ必ず骨は強くなります。どちらもとても簡単。普段運動していない方でもすぐにできるはずなので、毎日コツコツ続けてください。

また、最近の研究で、**骨に刺激を与えると「若返りホルモン」が出ることがわかっています**。骨に刺激を与える骨太体操を続けると、若返りホルモンの効果で、脳を含む全身の組織が活性化し、高血圧や糖尿病、認知症の予防にもつながります。

寝たきりにならないためだけでなく、日々の健康のためにも、骨太体操を行ってほしいと思います。

なお、タイトルでは「70歳からは……」となっていますが、実際には、骨密度が急激に低下するのは50~60代。70歳といわず、40代、50代から骨活を始めてせっせと「骨貯金」をして、将来にそなえられれば理想的です。

本書が、あなたの骨を強くし、人生を輝かせる一助になれば幸いです。

骨を鍛えると、体には
こんな「いいこと」が起こります

1

いくつになっても元気！

健康寿命を延ばせます！

「転倒→骨折」の流れを断ち切り、寝たきりを予防できます。

2

スーパーホルモン・オステオカルシンの力で、

全身の若返りを果たせます！

骨を鍛える過程で「骨芽細胞」から分泌されるホルモン「オステオカルシン」には、全身の臓器を活性化する効果があるといわれています。

オステオカルシンで、
体が若返る!

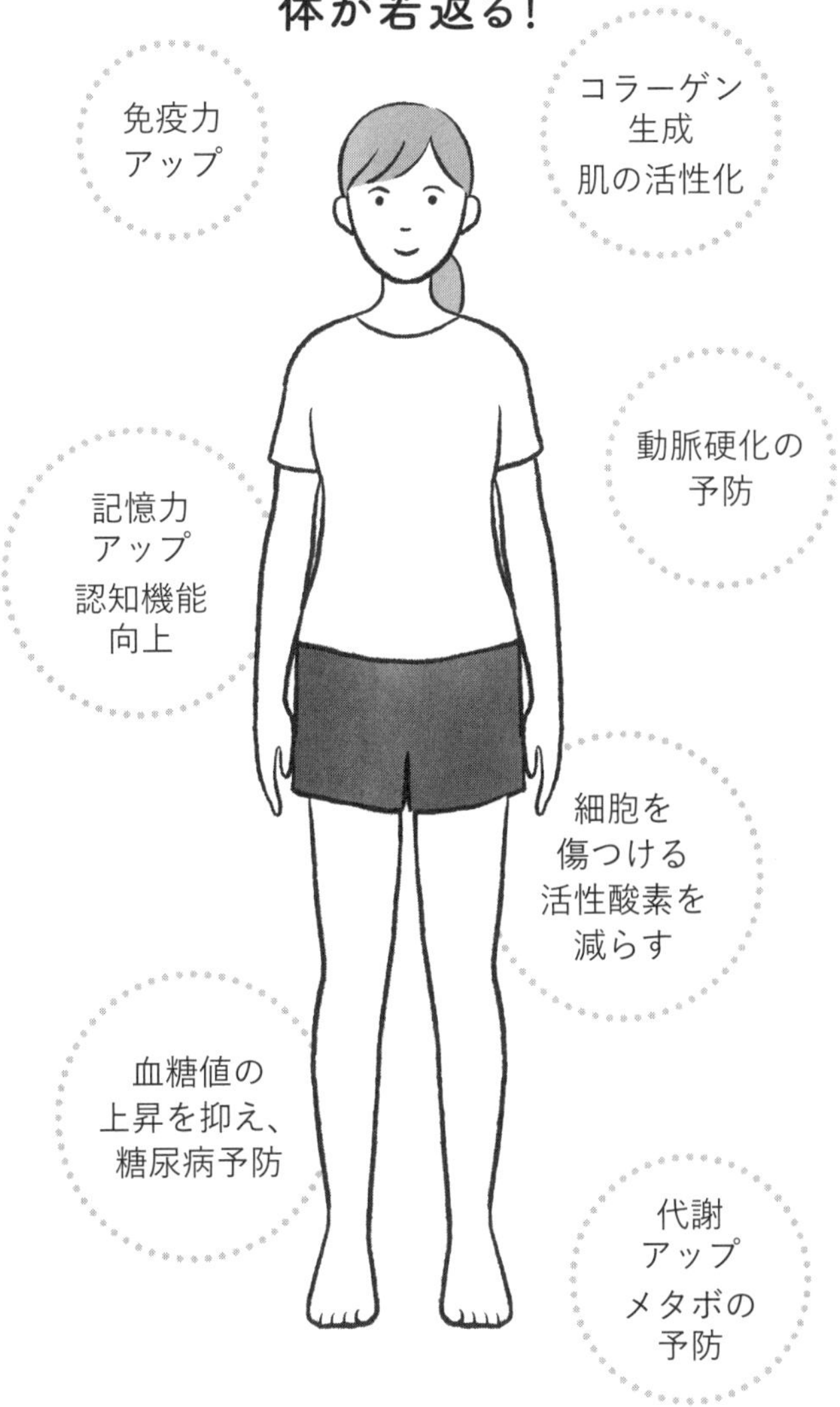

『70歳からは「転んでも折れない骨」をつくりなさい』目次

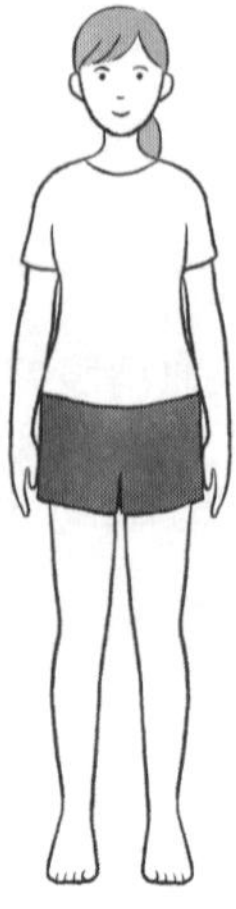

第1章 今すぐできる！「転んでも折れない骨」のつくり方

第2章

寝たきり老後を防ぐカギは「骨」にあった

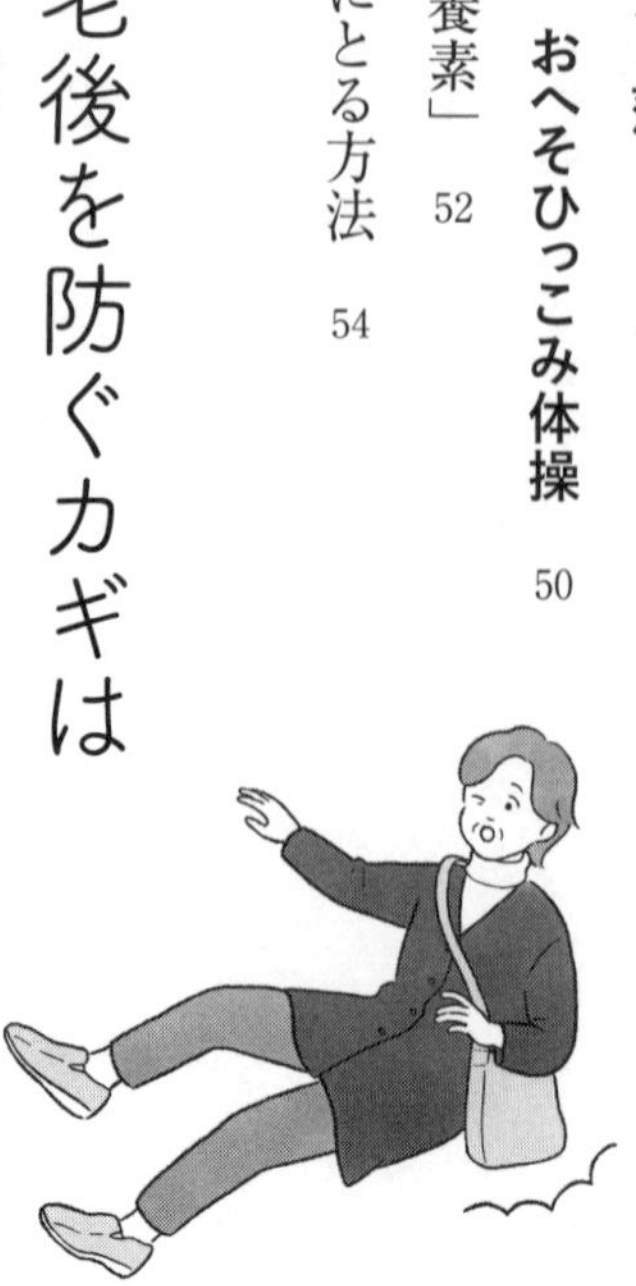

第3章

70歳以上は絶対避けたい「2つの骨折」

第4章
折れない骨をつくる健康習慣

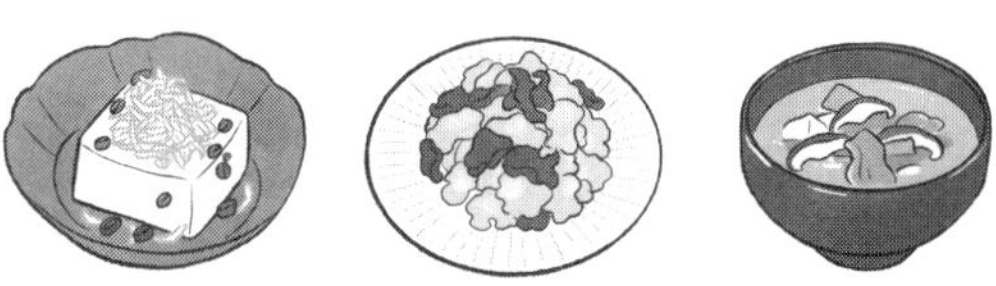

第5章

ピンピンキラリを実現する6つの運動

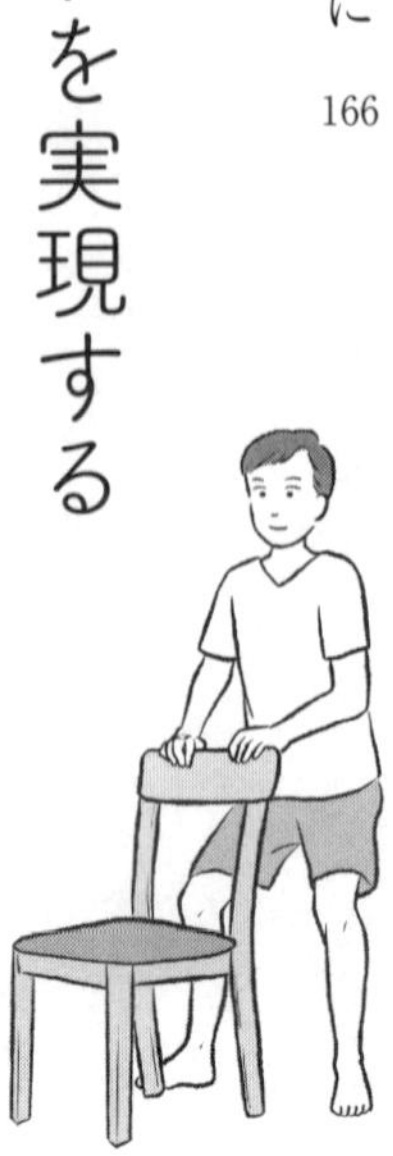

編集協力…横田緑
本文デザイン…黒田志麻
本文イラスト…さとうりさ／Adobestock
写真…豊原千枝

序章

長野県の高齢者たちが元気なのにはワケがある

「骨」を鍛えて健康寿命1位に！長野県の取り組み

「ピンピンコロリ」という言葉がはじめて使われたのは、長野県でした。この言葉には寝たきりにならずに、ピンピンと元気なまま、ある日突然、コロリと死にたいという願いが込められています。長野県はこの言葉の発祥地にふさわしく、健康寿命が男女ともに日本一なのです。

長野県の健康寿命が長いのは、県民と行政が一体になって健康づくりに取り組んでいること、そして「**骨折を防ぐために、骨の強化を図っていること**」**が大きな理由**といえるでしょう。

「筋肉ではなくて、骨!?」と思われる方もいらっしゃるかもしれませんね。

でも、実は「骨を強くすること」は、寝たきりにならず、健康に長生きするためにとても重要なことなのです。

健康寿命とは食事や排泄など身のまわりのことを自分でできる状態で過ごせる期間のことを指します。

２０２１年長野県の健康寿命の平均は男性81・４歳、女性85・１歳で、男女とも全国第１位です。

しかも、65歳以上の有業率も長野県はトップレベル。男性は39・６％、女性は22・６％が何らかの職に就いていることになります。

長野県には長生きをする人が多くて、その多くが自分の身のまわりのことは自分でできる。そして、その中の３割近くの方たちが仕事に就き、いきいきと充実した暮らしをしているのです。

実は10年ほど前の長野県は、平均寿命こそ女性が全国１位、男性が全国２位でしたが、健康寿命はトップ10に入らない調査結果が多く、芳しくありませんでした。

それが、今では男女とも健康寿命が日本一です。

これは、先ほどもふれたように、行政と県民が一体となって健康への取り組みを行ってきたことの成果といえます。

長野県では、現在も県をあげて「信州ＡＣＥ（エース）プロジェクト」を展開中です。ＡＣＥのＡはAction（体を動かす）、ＣはCheck（健診を受ける）、ＥはEat（健康に食べる）。この言葉には、世界一の健康長寿、つまり、健康寿命の「エース」をめざすという意味も込められています。

このような取り組みの中でも、とくに注目したいのが、プロジェクトの１つでもある私どもの「骨」にまつわる活動です。

骨折を予防すると、健康寿命が3〜4年延びる⁉

2万人を超える患者さんを診てきた経験と、われわれの長野県での取り組みの成果から、高齢者の場合、骨折を防げば健康寿命を3〜4年間は延ばせます。

高齢になると、筋肉やバランス感覚の衰えなどによって転びやすくなります。骨が弱いと、転んだときに骨が簡単に折れ、ベッド生活になってしまいます。

また、高齢の方は骨の老化により、背中の椎骨（背骨を形成している1つひとつの小さな骨）が気づかないうちに折れていたりするのです。

こうしてなんらかの形で骨折すると、多くの場合、手術や治療のために長期間入院することになってしまいます。入院中は思うようにリハビリが進まないことも多く、筋肉がさらに弱ってしまい、骨折が治った頃には歩けなくなっている人も少なくないのです。

けれど、日頃から骨を強化しておけば、この「転倒→骨折→寝たきり」の流れを、骨折の前の段階で断ち切って寝たきりを防ぐことができます。

つまり、**骨折を防ぐことが、寝たきり予防にとってはとても重要なのです。**

長野県が健康寿命で全国1位に輝いたのも、骨が丈夫になり、結果として骨折が減ったことが大きいと考えられるでしょう。


長野県の中でも骨の強化と骨折予防に熱心に取り組んできたのが、私も何度も健康講座を開催させていただきました大町市です。

長野県北西部に位置し、立山黒部アルペンルートの玄関口として有名な美しい大町市は、人口約2万7000人のうち65歳以上が3割を占める、典型的な超高齢社会。この大町市で「骨を強くし、骨折を防ぐ」ために、およそ10年にわたり体操と食事の指導を行ってきました。公民館などに地域に住む方々を集め、骨を丈夫にすることの大切さや、そのための食事について説明し、会場ではオリジナルの「骨太体操」を実際にやっていただいたのです。

こうした地道な活動の積み重ねによって、大町市では、80代以上でありながら、骨密度（骨に含まれるカルシウムの量の割合）が増える人が続出しました。

大町市の成功は「**骨は何歳からでも強くできる**」ということを物語っています。

寝たきりになることなく、最後まで自分の脚で歩いて、身のまわりのことぐらいは自分でしたいと願うのなら、そして、健康寿命を延ばしたいと思うのなら、骨を鍛えることはとても重要で、かつ、確実な方法です。

もちろん骨だけではなく、体を動かすための筋肉も大切なのですが、**その筋肉を支える土台となる骨がボロボロでは、話になりません。**

また、**骨折は直接的な寝たきりの原因となりやすいので、骨を強くすることは高齢の方にとっては必須**だといえるでしょう。

骨を鍛えるために大事なことは、2つだけ

ここまで読んでくださった方の中には「骨を強くするといっても何をすればいいの？」と思った方もいらっしゃるかもしれませんね。

私が提唱しているのは、骨を強くするために開発した「**骨太体操**」と、そして「**骨を元気にする食事**」この2つの実践です。この2本柱を意識することで、「体操で外から」「食事で内から」と、外と内の両面から骨を丈夫に強くできます。

実際、私の患者さんでも、骨太体操と骨を元気にする食事を続けることで、骨密度が同年代の平均より高くなった方は多くいらっしゃいます。

また、骨粗鬆症が原因の大腿骨骨折をすると、1年以内に再発する割合が約30％にもおよぶのですが、骨太体操と食事の改善を試みた患者さんたちの多くが、少な

くとも5年間以上、再び骨折することなく、スイスイ歩いていらっしゃるのです。これは骨太体操と骨を元気にする食生活のおかげだと考えられます。

骨も筋肉と同じです。意識して鍛え続ければ、昨日より今日、今日より明日というように少しずつ強く、丈夫になっていきます。

このあと28ページからは、骨太体操・骨を元気にする食事を実践している長野県在住の3名の方を紹介します。この方々は、骨を鍛えながら、できる範囲で自分の身のまわりのことをこなし、日々を楽しんでいらっしゃいます。

自分の脚で歩ければ、いろいろなところへ出かけて、人と会って、笑顔でおしゃべりをしたり、笑いあうこともできます。つまり、「体ひとつ」いや、「骨ひとつ」で、残りの人生を明るくキラキラしたものに変えられるのです。

私はピンピンコロリだけでなく、死ぬまで笑顔に満ちた「ピンピンキラリ」を提唱しています。ピンピンキラリで人生を締めくくる「骨の鍛え方」。それを、これから本書でお伝えしていきます。

私たち「骨を鍛えて元気に生きる」を実践しています！

「88歳のとき道で転倒。それでも骨に異常はまったくなし！」

宮田友美さん（仮名・90歳）

88歳のときでした。南風が強い日のこと。道を歩いていると、トラックが横を猛スピードで通りすぎ、体ごと吹き飛ばされて転倒したことがありました。それでも、骨折しないですんだのです。昨年、本格的な骨密度検査を受けたら、「宮田さんの骨は年齢より15歳も若い！」と担当の先生も驚かれたほど、骨に関しては自信があります。

これは、10年以上続けてきた骨太体操の成果だと思っています。毎日欠かさず、かかと落としとおへそひっこみ体操をやっているのです。骨のために食事にも気を使っています。何年間も欠かさずヨーグルトを食べていますし、乾燥した小魚をおやつ替わりにポリポリいただいています。運動も食事もコツコツと長く続けることが大切なのでしょうね。

夫が亡くなって、13年ほど経ちました。独り暮らしになった頃は寂しさもありましたが、ご近所の方たちとのおつきあいでずいぶんと慰められました。今も、ご近所のご夫婦がドライブに誘ってくださったり、女性3人で昼食や夕食に出かけたり。こういった楽しみも、「自分の脚で快適に歩けるからこそ」だと感じています。

90歳の今も、身のまわりのことは自分でしています。1階と2階を1日何回も上ったり下りたりしながら、洗濯をして、掃除機をかけて、床をモップで拭く。きれいに住んでいるほうが、気持ちがいいですものね。料理も1日3食つくり、趣味の手芸も楽しんでいます。1人娘に迷惑だけはかけたくありません。自分でできることは自分でやりたいから、歩ける体を保つためにこれからも体操と、そして、骨にいい食事を続けていくつもりです。

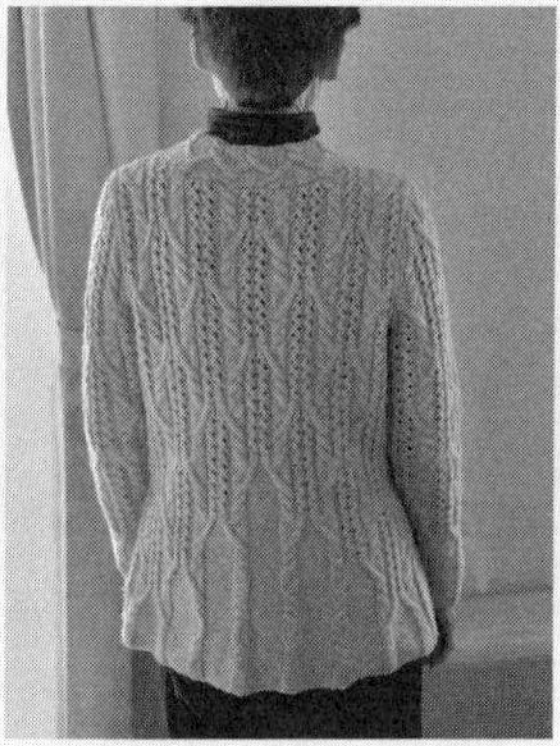

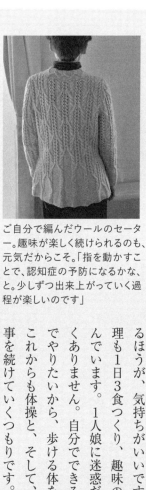

ご自分で編んだウールのセーター。趣味が楽しく続けられるのも、元気だからこそ。「指を動かすことで、認知症の予防になるかな、と。少しずつ出来上がっていく過程が楽しいのです」

「骨粗鬆症から抜け出し、膝の痛みもなくなりました」

奥原幸子さん（82歳）

リゾートホテルで清掃員として働いています。1日5～6時間、忙しい時期には月に30日出勤することも。こうして元気に働いていられるのは、かかと落としのおかげでもあるでしょう。かかと落としを始めたきっかけは、数年前に骨密度の検査で「骨粗鬆症」と診断されたこと。「骨粗鬆症を放置していると、転んだだけで骨折して寝たきりになるかもしれない」と中村先生にいわれて、大腿骨を強くするかかと落としを始めたのです。

それ以来、毎日、お風呂上りに1セット30回を6～7セット行っています。また、仕事の合間や、スーパーのレジで並んでいるときなどにも、こっそりかかと落としをしています。骨密度が改善されたばかりか、いっとき苦しめられた変形性膝関節症の症状が改善されたのです。かかと落としは脚を上下させるときに骨と同時に脚の筋肉も鍛えられて膝への負担が減るためか、今では痛みはすっかり消えて、スイスイ歩けるようになりました。

骨には「牛乳、干しシイタケ、ひきわり納豆が効く」といわれましたが、牛乳が好きで

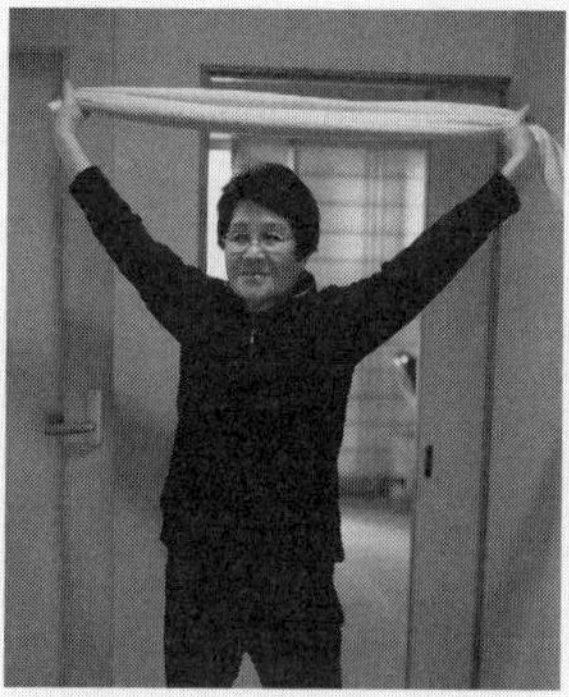

お風呂上りには、タオルを活用して肩甲骨をほぐすオリジナルの体操も。楽しみながら健康習慣を継続している。

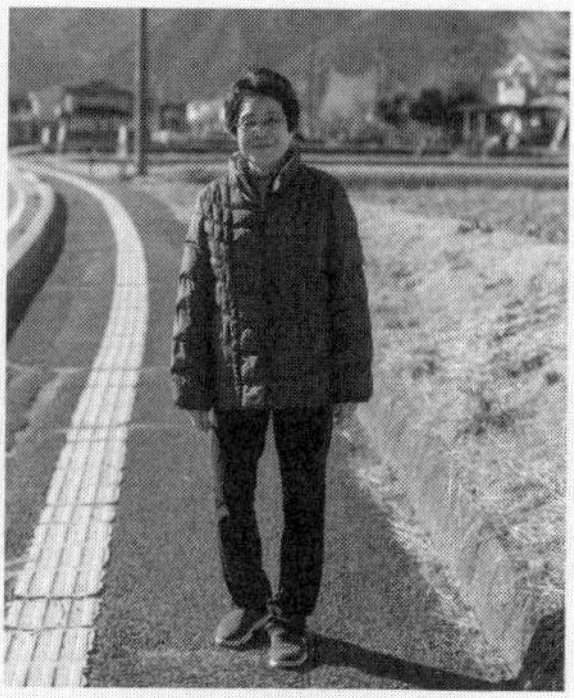

数年前まで、趣味のバレーボールも楽しんでいた奥原さん。中央アルプスを見ながらの散歩も大事な日課。

はないので、代わりに乳製品を食べています。ひきわり納豆も1日に1回は必ず食べて、干しシイタケもなるべくおかずに添えています。

仕事で体をめいっぱい動かしていると、元気が出てきます。腰が立つかぎり、仕事を続けるつもり。仕事から帰ると、クタクタに疲れているけれど、もうひとがんばり、駐車場を掃いて、雑草をとって、掃除機をかけて、床もざっと拭き……、いつも家の中をピカピカにしてしまいます。きれいに片付いた居間でソファに座ると、今日もがんばったな、と充実感が味わえるのです。目標は100歳まで生きること。ピンピンコロリのために仕事も、かかと落としも、ずっと続けたいですね。

「かかと落とし＋薬物療法で、転倒時の骨折を免れました」

菅沼ふじえさん（93歳）

数年前、玄関のへりでつまずいて転倒。病院に運ばれたところ、脚の骨折に加え、骨粗鬆症による背骨の圧迫骨折が見つかったのです。退院後、骨を強くするための注射と飲み薬による治療が始まりました。この頃同時に、「かかと落とし」も開始。ベッドから起き上がったときに、その場で足踏みして行う「少々オリジナルなやり方」ですが、少しでも刺激を与えて骨が強くなるのなら……と、やってみることにしたのです。

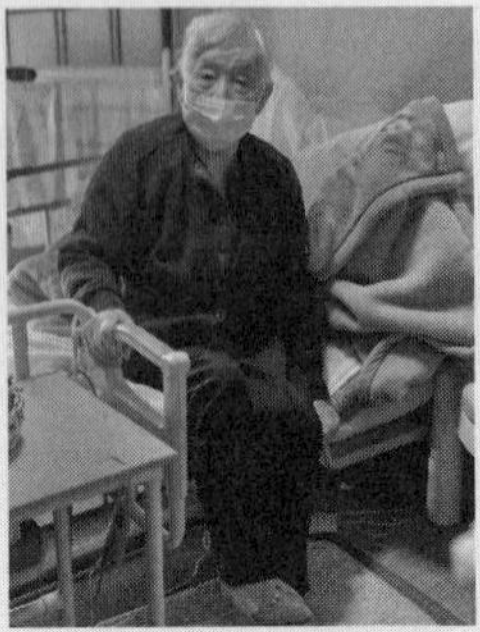

ベッドに腰かけて、足踏みをするようにかかとを落とす菅沼さん。1日に100回以上行うこともあるという。

1年ほど経った頃のことです。同じ場所でまた転倒してしまったのですが、このときは「骨折しなかった」のです。治療に加えてかかと落としを継続していたことで、骨が強くなっていたのだと思います。かかと落としをこれからも続けて、転んでも折れない丈夫な骨をつくりたいですね。

第1章

今すぐできる！「転んでも折れない骨」のつくり方

知っていますか？ 骨折と寝たきりの深い関係

1日中ベッドで過ごしている寝たきりの高齢の方々は現在、300万人を上回ると推定されています。寝たきりになる原因はさまざまですが、認知症、脳血管疾患（脳卒中）、高齢による衰弱に次いで多いのが、骨折・転倒。

その中でも大腿骨骨折（大腿骨近位部骨折）と背骨の圧迫骨折の2つは、高齢者の寝たきりリスクが高い「2大骨折」といえるでしょう。

体を支えている大腿骨や背骨が折れると、治療のために以前のようにスタスタ歩けません。この間に使われない骨や筋肉などがどんどん衰えていき、結果として寝たきりになってしまう方はとても多いのです。

全員とはいいませんが、いったん寝たきりになってしまうと、そこから回復して再び歩けるようになるのはきわめて困難なこと。だからこそ、寝たきりの原因にな

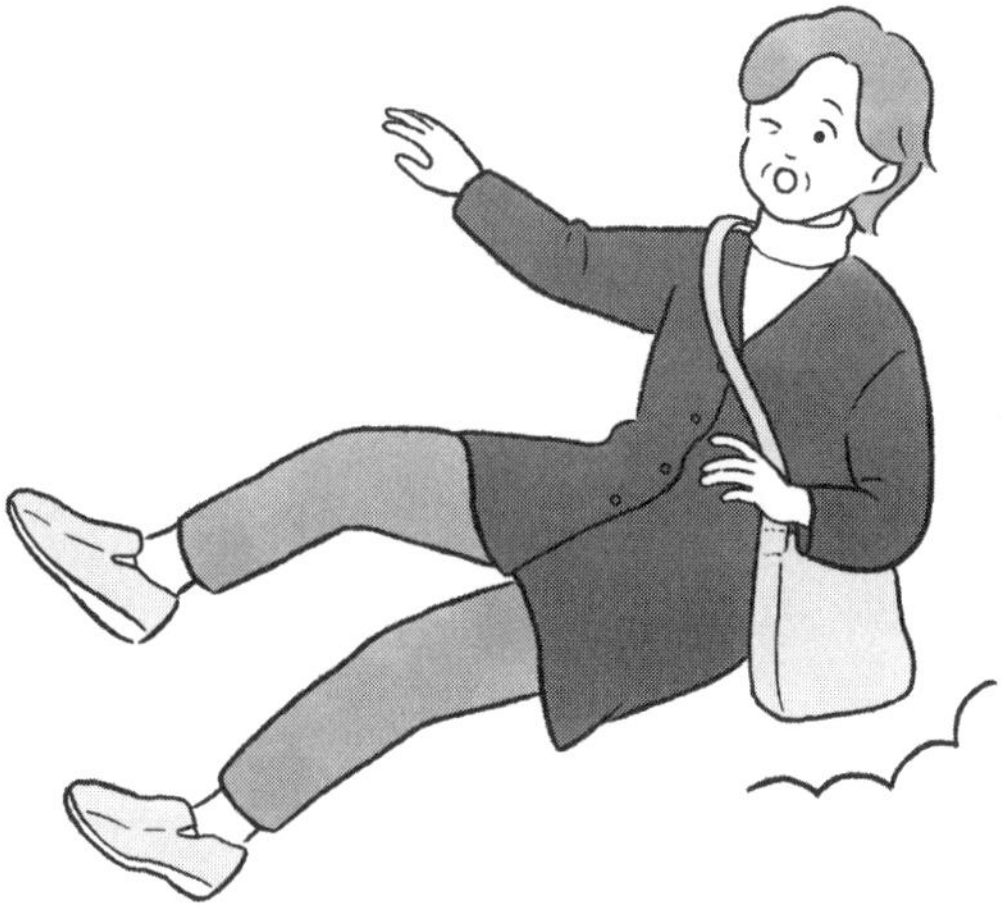

年を重ねるごとに転ぶ可能性は高くなる

りやすい骨折をしないこと、そのために骨を鍛えることが重要なのです。

また、高齢になると、どうしても転びやすくなります。**75歳を超えると、実に3人に1人が年に1回以上転倒するというデータがあるほどです。**しかも、高齢の方では多くの場合、転んだだけで簡単に骨が折れてしまいます。

たとえ何かの拍子で転んでも、簡単には折れない強くて丈夫な骨をつくりあげることが何よりも重要だといえます。

絶対に避けたい骨折❶ 〜大腿骨骨折〜

寝たきりになりたくなければ、なんとしても防ぎたいのが大腿骨骨折と背骨の圧迫骨折。まず、大腿骨骨折についてお話ししましょう。

大腿骨骨折の多くは大腿骨近位部骨折であり、脚の付け根部分の骨折のことを指します。脚の付け根を骨折すると、痛みのために立つことも歩くこともできません。救急車で運ばれて即、入院、手術ということになります。

大腿骨骨折のこわいところは「歩けなくなってしまう人もいる」こと。また、最悪の場合「寝たきりになる」可能性があることです。

もちろん、適切な手術を受ければ歩けるようになる方がほとんどですが、術後の入院で安静にしているうちに筋力が落ちたり、関節がかたくなったりして、活動レベルが下がる方が多くいます。活動量が減れば、体も衰弱していくのです。さらに

大腿骨と脚の付け根

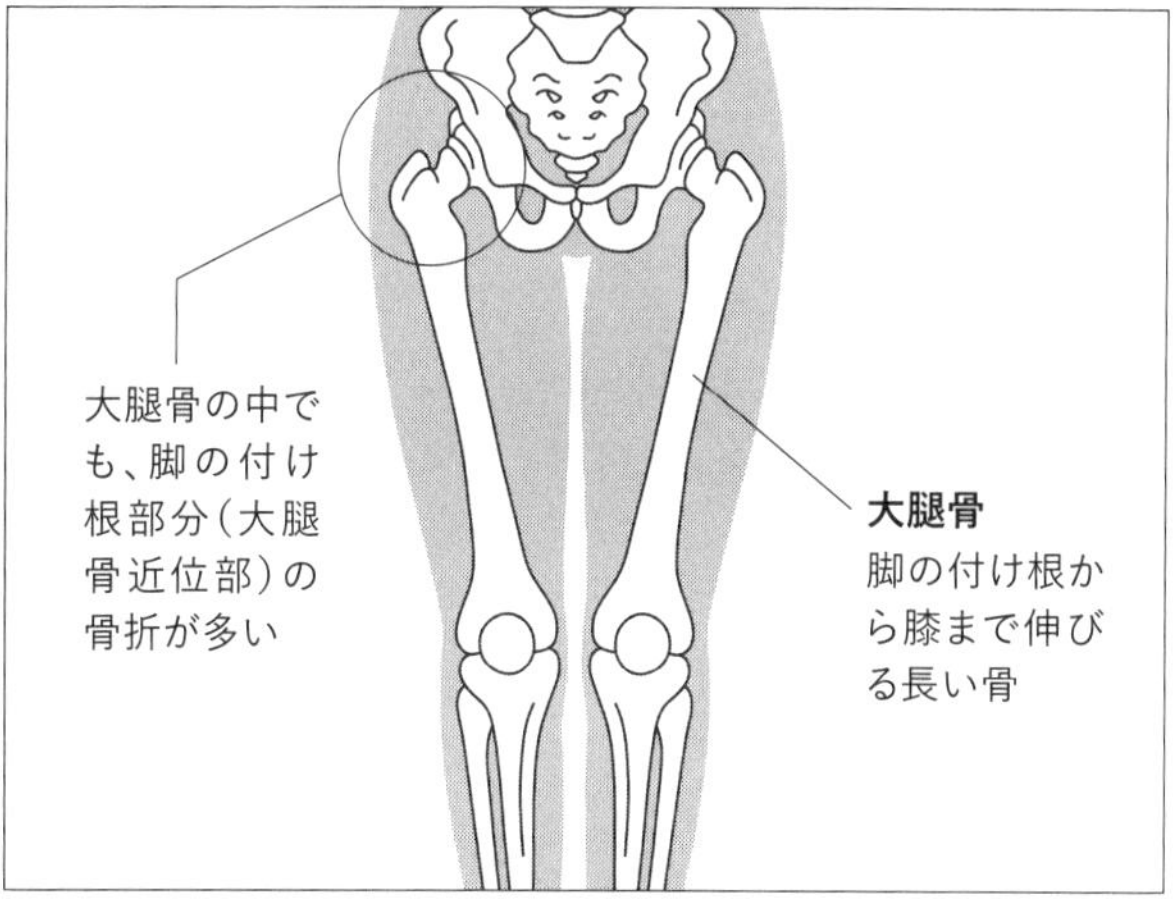
大腿骨の中でも、脚の付け根部分（大腿骨近位部）の骨折が多い
大腿骨
脚の付け根から膝まで伸びる長い骨

安静を続けることで認知症になりやすくもなります。

また、重度の合併症のある方などは手術ができないため、自然に骨がくっつくのを待つことになります。この場合は、数カ月の安静が必要になりますので、筋力低下はより進み、歩けなくなるリスクも寝たきりのリスクも大幅に高まります。

東京大学が行った調査では、**大腿骨骨折をした人の5年後の生存率は他の人に比べて3分の2になる**というデータもあり、とくに注意が必要な骨折です。

絶対に避けたい骨折❷ 背骨の圧迫骨折

寝たきりになるリスクが高いもう1つの骨折が、背骨に起きる圧迫骨折です。

背骨は椎骨といわれる骨が積み重なってできています。圧迫骨折は、椎骨の一部、椎体が上下から圧迫されてつぶされることで起きる骨折です。多くの場合、1つの椎体が折れると、隣の椎体、またその隣の椎体というふうに、次々に折れていきます。これを〝骨折の連鎖〟といい、背中がどんどん曲がっていきます。

圧迫骨折では痛みなどの自覚症状があるのは30％ほどで、約70％の人たちは症状がなく、そのため「**いつの間にか骨折**」ともよばれています。

痛みなどの自覚症状がないのなら、そのままにしておいてもよさそうなものですが、放置していると、椎体が次々に骨折を起こし、猫背がどんどんひどくなっていきます。前屈みの姿勢になることで歩行時のバランスが崩れたり、腰に痛みが出て

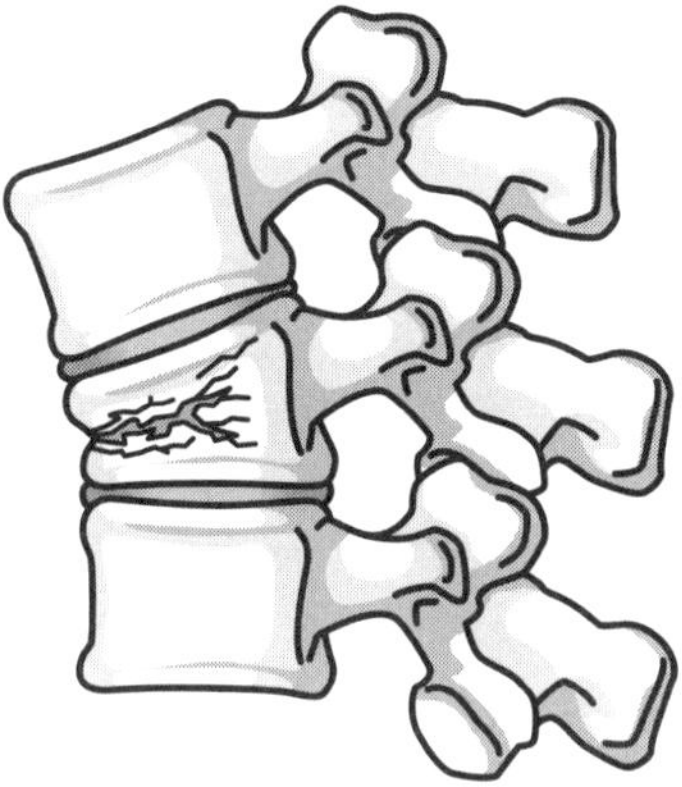

圧迫骨折を起こした椎骨

活動量が減ったりし、最終的に寝たきりになることも多くあります。

圧迫骨折は寝たきりの原因になるだけではありません。圧迫骨折によって背中が曲がると、気管や食道、肺が圧迫されて逆流性食道炎や誤嚥性肺炎を起こしやすくなります。

圧迫骨折の1年間の発生件数は約48万件と推測され、70代の女性の3人に1人が圧迫骨折を起こしているといわれています。歩けなくなるばかりでなく、誤嚥性肺炎などを引き起こすことで命さえ奪いかねないのが圧迫骨折なのです。

あなたは大丈夫？

「骨の健康度」チェック

次の項目について、当てはまるものの点数を合計してください。あなたの骨の健康度がわかります。

1	牛乳、乳製品をあまりとらない	2点
2	小魚、豆腐をあまりとらない	2点
3	たばこをよく吸う	2点
4	お酒はよく飲むほうだ	1点
5	天気のいい日でも、あまり外に出ない	2点
6	体を動かすことが少ない	4点
7	最近、背が縮んだような気がする	6点
8	最近、背中が丸くなり、腰が曲がってきた気がする	6点

林泰史氏考案/公益財団法人 骨粗鬆症財団 企画『骨粗鬆症 検診・保健指導マニュアル 第2版』(2014)を元に作成

13	12	11	10	9
（女性）閉経を迎えた　**（男性）**70歳以上である	糖尿病や、消化管の手術を受けたことがある	家族に「骨粗鬆症」と診断された人がいる	体格はどちらかといえば細身だ	ちょっとしたことで骨折した
4点	2点	2点	2点	10点

あなたの合計点数は？

□ **点**

結果

● 2点以下

今は心配ないと考えられます。これからも骨の健康を維持しましょう。改善できる生活習慣があれば、改善しましょう。

● 3〜5点

骨が弱くなる可能性があります。気をつけましょう。

● 6〜9点

骨が弱くなっている危険性があります。注意しましょう。

● 10点以上

骨が弱くなっていると考えられます。一度医師の診察を受けてみてはいかがですか。

骨は「健康のあらゆるカギ」を握っている

骨の役割は骨格を形成し、体を支えるだけではありません。

骨の中心にある骨髄という部分では赤血球や白血球、血小板など血液の材料がつくられています。つまり、骨は生命活動に欠かせない血液をつくる工場でもあり、生命活動そのものを直接的に支えている臓器なのです。ですから、骨を健康に保つことは、造血作用の活性化にもつながるといえるでしょう。

さらに、**骨で産生されるオステオカルシンという骨ホルモンには、全身のあらゆる組織や器官、臓器を活性化させる働きや、血糖値を下げ、動脈硬化を防ぐ効果もある**といわれています。このように、骨は体を支える土台であり、血液をつくりだす臓器であり、さらに全身を活性化するカギを握る「健康の源」なのです。骨を鍛えることは全身の健康のためにも重要だといえるでしょう。

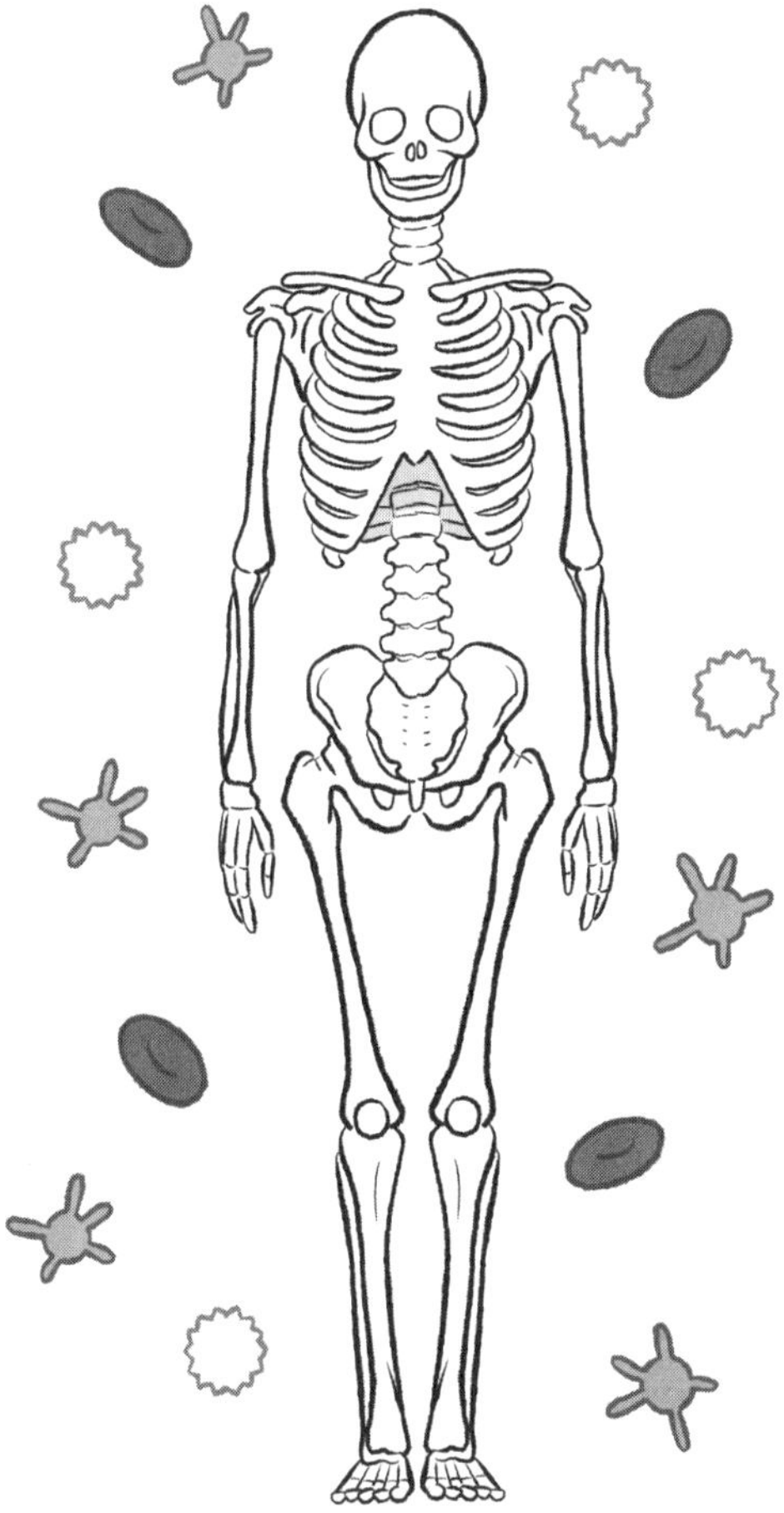

骨は血液をつくりだし、全身の活性化のカギを握る臓器

簡単なのに効果大！「2つの骨太体操」

骨を鍛えるために行ってほしいのが、「**かかと落とし**」と「**おへそひっこみ体操**」です。これらをまとめて本書では、「**骨太体操**」とよびます。

骨太体操を行うと骨密度が上がり、寝たきりの直接的な原因である「大腿骨骨折」「背骨の圧迫骨折」という2つの骨折を予防できます。

●「かかと落とし」…骨密度アップ・大腿骨骨折を防ぐ

かかと落としは、上げたかかとをストンと下に落とすだけの簡単な体操。

実は、われわれはこの体操をするだけで骨密度が上がることを科学的に証明してきました。過去15年間に、延べ約4000人の80代の男女にかかと落としを毎日行っていただき、その経過を追跡調査した結果、**1年間の平均で骨密度が腰椎でおよ**

そ1・66%、大腿骨でおよそ1・11%も上昇したのです。

骨密度は通常、年齢とともに低下していきます。何もしなかったら、減少の一途をたどっていたはずの80代の方たちの骨密度が低下するどころか、現状維持もとおりこし、上昇に転じていたのです。しかも、80代だけでなく、**90代や100歳超えの超高齢の方々でも、骨密度が高くなるという結果も得られました。**

なぜ、かかとを落とすだけで骨が強くなるのでしょうか。

かかとを地面に落とすと、大腿骨へ衝撃が加わります。この衝撃が、骨の再生を担う骨芽細胞への刺激となるのです。**刺激を受けた骨芽細胞は、骨を強くするホルモンを分泌し、骨密度が上がります。**さらに、**骨に衝撃が加わると「スクレロスチン」という骨量の増加を阻むタンパク質の分泌が減少する**こともわかっています。

骨を強くするホルモンが増え、骨量の増加を阻む物質が減る。かかと落としを行うと、これらが同時に体の中で起こるので、骨が強くなるのです。

●「おへそひっこみ体操」…背骨の圧迫骨折を防ぐ

かかと落としが大腿骨中心に骨密度を上げるのに対して、背骨を強化して圧迫骨折を防ぐのが、おへそひっこみ体操です。30秒間、おへそ（下っ腹）にグッと力を入れるだけのシンプルな体操ですが、これが背骨の強化となります。

背骨は、1本の長い骨でできているのではなく、小さな骨（椎骨）が重なってできています。この背骨を支えているのが、首から腰まで続く長い筋肉（脊柱起立筋）など。背骨の専門家たちの多くは、脊柱起立筋などの背筋を鍛えれば、背骨をしっかりと支えられて、圧迫骨折を防げると考えていました。

私も当初はそう考えていましたが、診療で多くの高齢の患者さんたちを診ていると、腹筋が弱っているために前傾姿勢になり、結果として背骨が曲がっている方が多いことに気づきました。「背筋のみではなく、腹筋も鍛えることで背骨を支えられるのではないか」そう考えて、腹筋を鍛えられるおへそひっこみ体操を考案し、工学部の先生方と協同してその効果を調べてみたのです。結果は予想以上のものになりました。**おへそひっこみ体操によって腹筋が強化されただけでなく背筋も強化され、さらに、背骨の骨密度まで上がったのです。**まさに「トリプル効果」です。

椎骨はやわらかな「海綿骨」という骨で主に構成されています。骨自体がやわらかくできているため、適度な力がバランスよく加われば、骨芽細胞へ刺激が伝わり、骨量を増やすことができます。

つまり、**おへそひっこみ体操は腹筋と背筋のバランスを整えて背骨を支えることができ、なおかつ、適度な刺激を椎骨の周囲に送ることで骨密度まで高められる体操なのです。**

さらに、このおへそひっこみ体操には、開発したわれわれにとっても想定外の副次的効果がありました。ウエストが細くなったり、ヒップが上がったりといったシェイプアップ効果が得られたのです。おへそひっこみ体操は、なかなか強化しにくい背骨の骨密度を上げ、スタイルまでよくなる画期的な体操といえるでしょう。

1日
30回 × 3セット

大腿骨骨折を防ぐ

かかと落とし

かかとをストンと落とした衝撃が大腿骨の骨量を増やす。
大腿骨骨折を防ぐ最強・骨太体操。
毎日続けて、大腿骨を強く、丈夫にしよう。

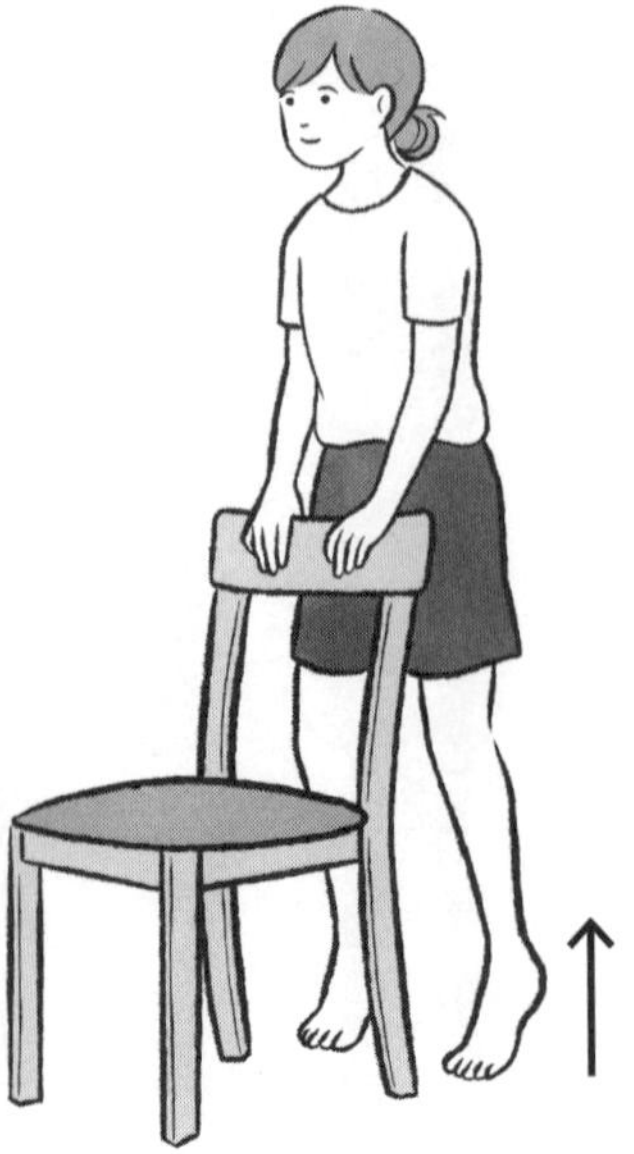

1 両足を肩幅より少し広めに開き、椅子の背などをつかんで立ち、かかとを上げる。

POINT

- 硬めの床の上で行うと効果大。膝に不安がある人は靴下をはき、カーペットなどの上で行う
- かかとを上げる高さは、自分のできる範囲でOK。体調などに合わせて
- 前傾姿勢で膝を少し曲げた状態で行うとより効果的

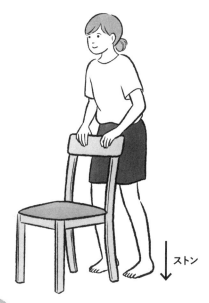

2 かかとをストンと落とす。

3 「かかとを上げて、落とす」を30回くり返す。30回で1セット、これを1日3セット行う。

1日
30秒 × 5~10セット

背骨の圧迫骨折を防ぐ

おへそひっこみ体操

お腹にグッと力を入れるだけなのに背骨の骨量が増えて、
おまけに腹筋と背筋が鍛えられ、ヒップアップや
ウエストを細くする効果まで。やらない手はない！

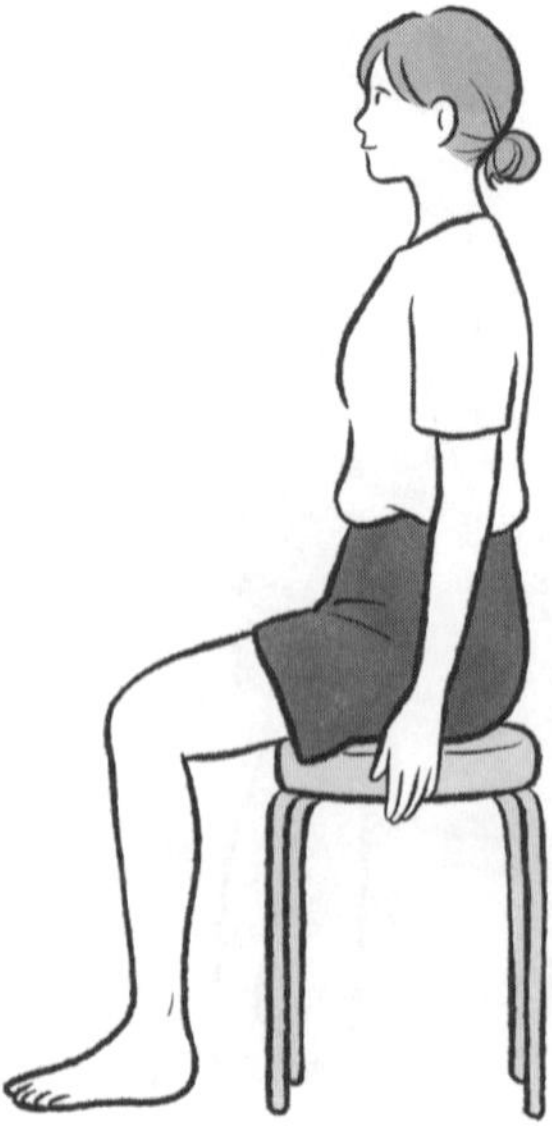

1 椅子に座り、背筋をピンと伸ばす。
背もたれなどには、寄りかからないように。

POINT

- 立って行ってもOK。足は肩幅に開いて
- **息を止めないことが大切。**息を止めると血圧が上がり、心臓に負担がかかる

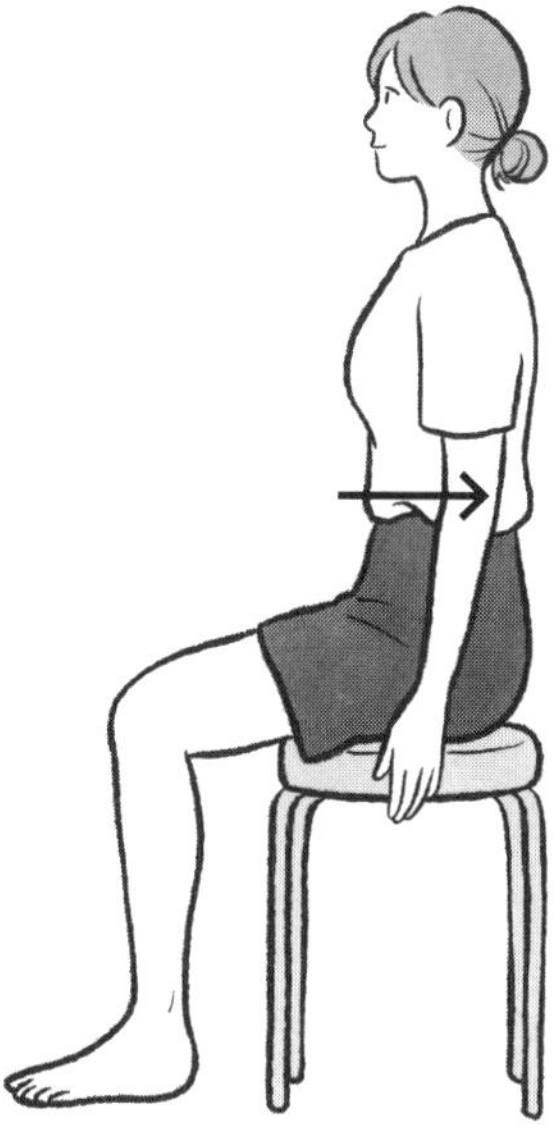

2 自然に呼吸をしながら、おへそをグーッとひっこめるようにお腹に力を入れる。この状態を30秒キープ。

3 ①、②を1セットとし、自分の体調に合わせ、5〜10セット行う。

骨を強くする「3つの栄養素」

骨量を増やすためには、体操だけでは不十分。骨をつくる材料を積極的に食事でとることも欠かせません。ここからは、骨を強くするために欠かせない栄養素とその簡単なとり方のアイデアをお伝えしていきます。

骨を強くするために欠かせない栄養素は、カルシウム、ビタミンD、ビタミンKの3つです。骨を構成する主な成分となるのは、カルシウム。ただ、カルシウムはビタミンDの助けを借りることではじめて骨量増加という本来の役割を果たすことができるのです。カルシウムは吸収率がきわめて低い栄養素であり、そのカルシウムが腸管から吸収されて血液中へ入っていくのを助けているのがビタミンD。もしビタミンDが不足していれば、カルシウムの腸管からの吸収は妨げられて、大半が体外に排泄されてしまうのです。

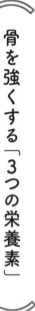

骨を強くする3つの栄養素

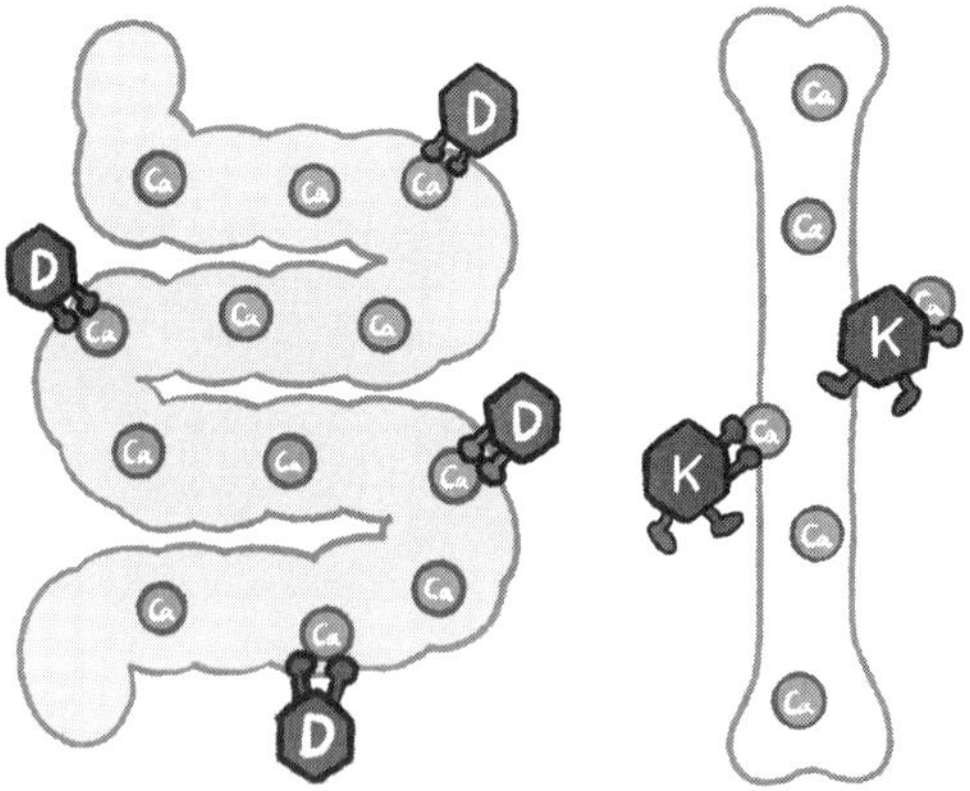

骨の主成分、カルシウム(Ca)の腸管吸収を助けるビタミンD(D)。カルシウムの骨への沈着を促すのがビタミンK(K)

この2つの栄養素を摂取したうえで欠かせないのが、ビタミンK。ビタミンKは、体内にとりこまれたカルシウムの骨への沈着を促すことで、骨の隙間を埋めていく働きをしています。

また、コラーゲンの生成を促進することで骨質を改善する作用があることもわかっています。カルシウム、ビタミンD、ビタミンK、どれか1つ不足しても、骨折しにくい丈夫な骨をつくることはできません。3つの栄養素の連携によってはじめて骨量を増やし、骨密度を高めることができるのです。

「3つの栄養素」を手軽にとる方法

3つの栄養素をどのように食事に取り入れるか、それぞれの栄養素を多く含む食品と、そのとり方のアイデアを簡単にまとめました。参考にしてくださいね。

●カルシウム…骨量を増やし、骨を強くする原料になる

【多く含む食品】 牛乳（ビタミンDも含有）、チーズ、ヨーグルトなどの乳製品、ちりめんじゃこ、しらす干しなどの小魚、木綿豆腐、油揚げ、がんもどき、納豆、さくらえび、ししゃも、大根の葉、小松菜、切り干し大根、チンゲン菜

【手軽なとり方のアイデア】

・毎食時1杯以上の牛乳を飲む（コレステロールが心配な人は無脂肪のものを）
・とろけるタイプのチーズを食パンやお餅にのせる

こんなとり方もおすすめ！

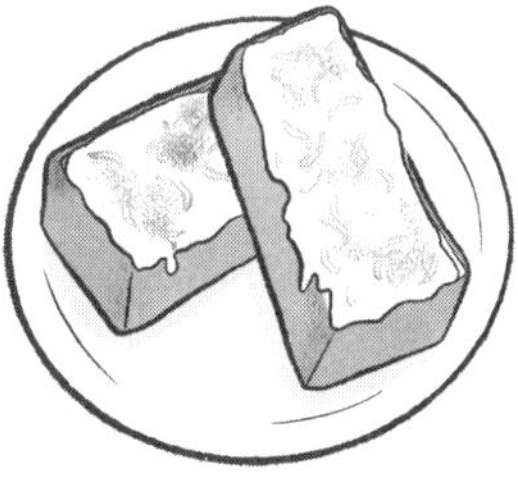

ちりめんじゃことチーズのトースト

食パンにちりめんじゃことチーズをのせて焼くだけ。お好みでマヨネーズなどをかけて。じゃこをさくらえびに替えても。

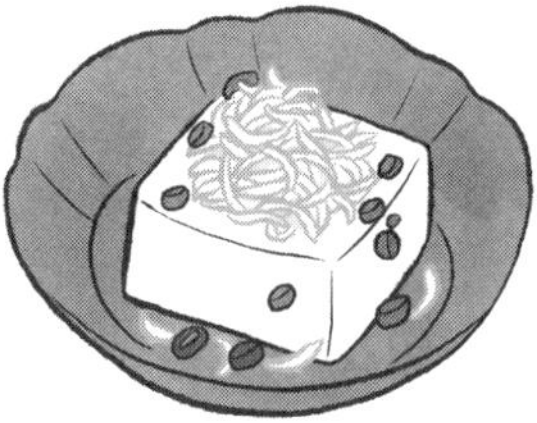

冷やっこに小魚をのせる

木綿豆腐の冷やっこに、ちりめんじゃこやしらす、さくらえびをのせる。

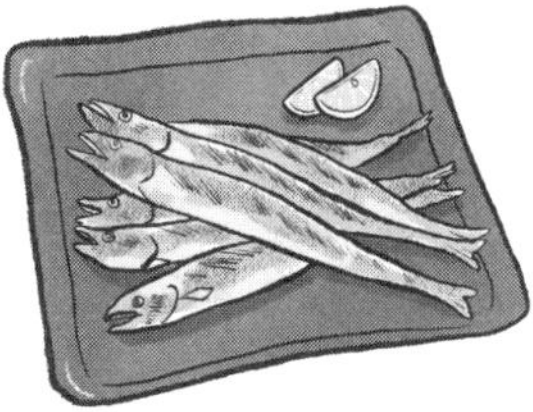

ししゃもの丸焼き

ししゃもを焼くだけ。マヨネーズをつけて食べてもおいしい。

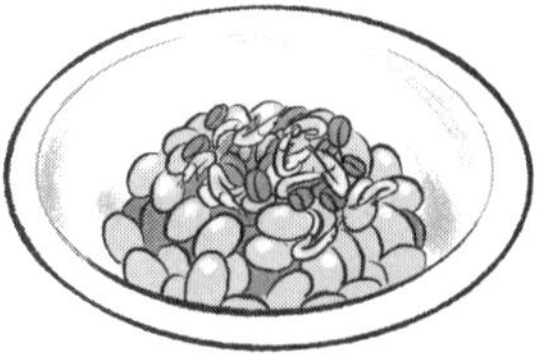

納豆＋さくらえび or 納豆＋チーズ

納豆にさくらえびやチーズを入れて、混ぜるだけ。

●ビタミンD…カルシウムの吸収を助ける

【多く含む食品】干しシイタケ（ビタミンDの含有量は生シイタケの約30倍）、サケ、カレイ、青背の魚（サンマなど）、しらす干し、キクラゲ、イワシ、うなぎの蒲焼、マイタケ、エリンギ、卵

【手軽なとり方のアイデア】
・炒め物にキクラゲを追加する
・干しシイタケの佃煮やサケフレークをつくりおきし、ご飯のおかずに
・しらす干しをご飯にかける、トーストにのせる
・しらす干しをサラダにトッピング
・しらす干しを納豆や卵焼きに混ぜ込む

こんなとり方もおすすめ！

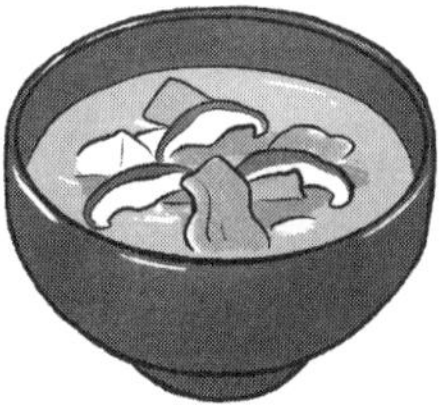

味噌汁やスープに干しシイタケを入れる

干しシイタケを汁物の具に。ひたひたの水につけてラップをし、電子レンジ（600W）で2〜3分加熱すると簡単に戻せる。

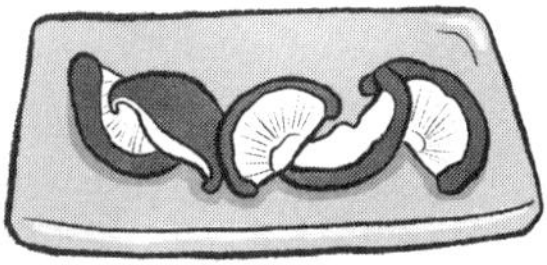

干しシイタケをバター焼きに

戻した干しシイタケを、バターで焼き、最後に醤油をたらす。

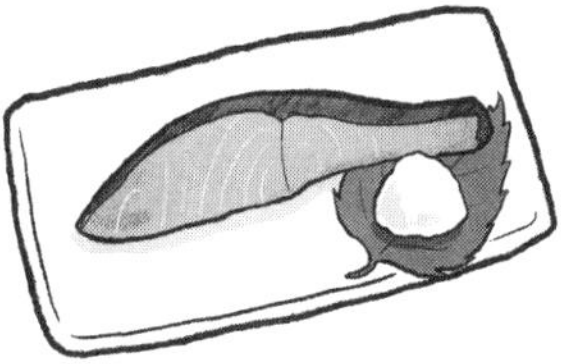

サケ、サンマの塩焼き

グリルでなく、フライパンでも簡単に焼ける。

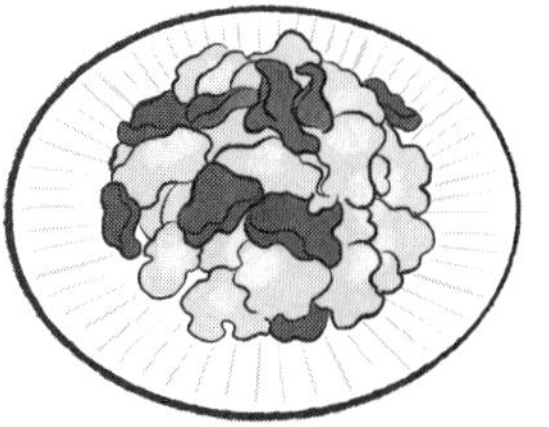

キクラゲと卵の炒め物

キクラゲと卵、ビタミンDが豊富な2つの食品を一気にとれる。

●ビタミンK…カルシウムの骨への沈着を助ける

【多く含む食品】 納豆（とくにひきわり納豆。ビタミンKの含有量が豆納豆の約1・5倍）、ホウレンソウ、ブロッコリー、小松菜などの緑黄色野菜、ワカメ、モロヘイヤ、パセリ、鶏もも肉、がんもどき、油揚げ、ひじき

【手軽なとり方のアイデア】

・味噌汁やスープにカットワカメを入れる
・料理の仕上げにパセリをかける
・ブロッコリーを塩ゆでして常備、サラダに
・モロヘイヤをゆでておひたしやナムルに

こんなとり方もおすすめ！

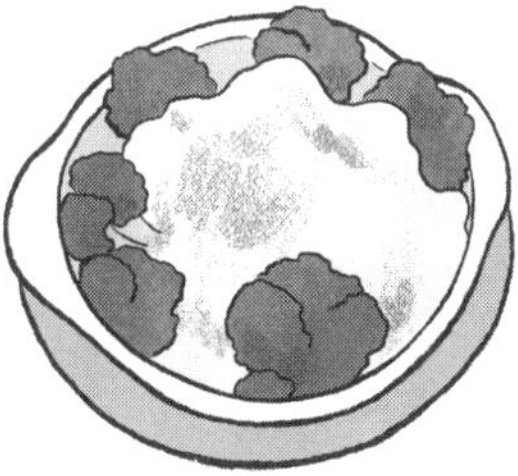

ブロッコリーのチーズグリル

ゆでたブロッコリーにマヨネーズとチーズをかけ、トースターで焼く。

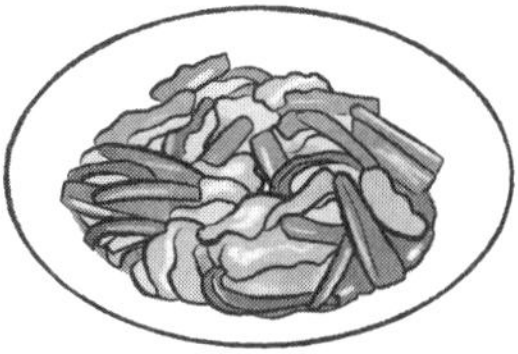

ホウレンソウや小松菜の炒め物

ホウレンソウや小松菜を炒め物に加える。

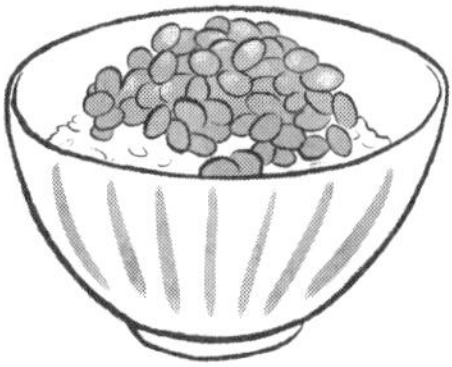

納豆ごはん

一番シンプル！ 納豆をご飯にかけるだけ。できたら、「ひきわり」で。

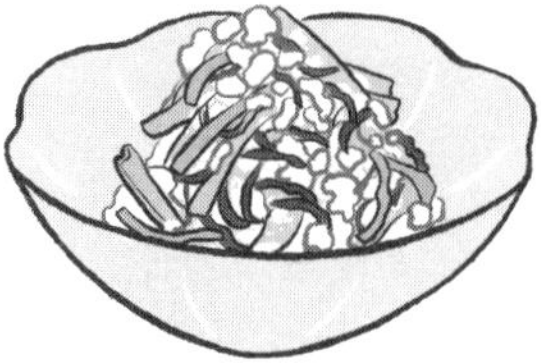

ひじきと小松菜の白和え

少し手間はかかるが、カルシウムとビタミンKを一気にとれる。

●クリームシチューは骨活3大栄養素を一気にとれる最強メニュー

カルシウム、ビタミンD、ビタミンKのすべてがいっぺんにとれる料理が、**クリームシチューやグラタン**。

ホワイトソースにはカルシウム源の牛乳を使用（グラタンではさらにチーズも追加）。具にサケとブロッコリーを入れれば、ビタミンDとビタミンKもたっぷりとれます。

第2章

寝たきり老後を防ぐカギは「骨」にあった

日本は本当に長寿大国？
実は「寝たきり期間」が長い国だった！

ここ数年とくに、健康寿命という言葉をよく聞くようになりました。

世界保健機関（WHO）が2000年に提唱したもので、「健康上の問題で日常生活が制限されることなく生活できる期間」というのがその定義です。介護や支援を必要とすることなく自立した生活を送れるまでの期間、要するに、寝たきりになるまでの年齢といってもいいでしょう。

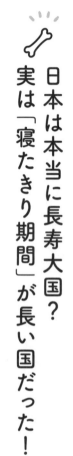

WHOの「世界保健統計　2023年版」によると、日本人の平均寿命は、**男性が81・5歳、女性が86・9歳**。男女平均では84・3歳で世界一です。さらに、健康寿命に関しても日本人は男女ともに世界一。

日本人の健康寿命の平均は男性が72・6歳で、女性はそれより3年近く長くて

日本人の平均寿命と健康寿命の差

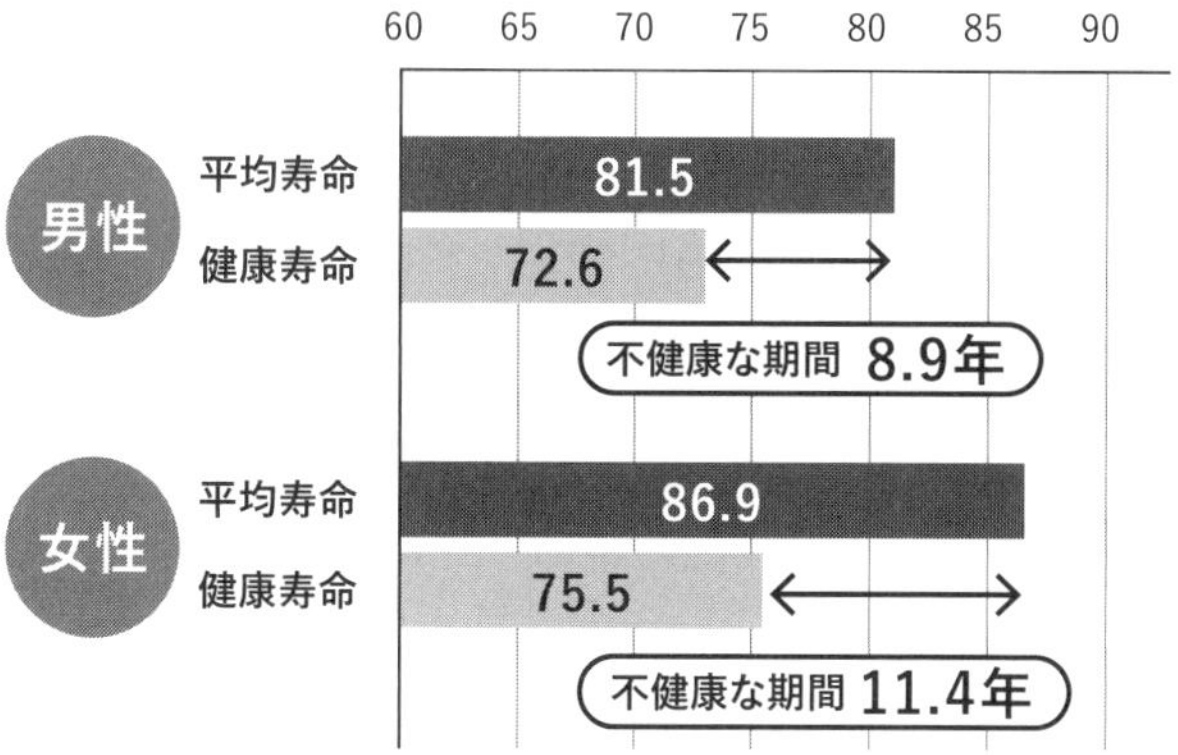

「世界保健統計　2023年版」(WHO)を元に作成

75・5歳、男女合わせての平均は74・1歳となっています。

しかし、喜んでばかりはいられません。

注目したいのが、平均寿命と健康寿命の差です。日本は、全体の平均で10・2年も差があるのです。平均寿命と健康寿命の差が短い順に、つまり寝たきり期間が短い順に各国をランキングすると、日本は上位に入りません。男女別では男性の平均が8・9年、女性はそれより約3年長くて11・4年になります。

平均寿命と健康寿命との年数の差は、寝たきりの期間に相当すると考えていいでしょう。ということは、**女性の場合、平均で10年以上もの間、寝たきり生活を送っているということになります**。平均寿命の87歳近くまで生きたとしても、最後の10年間以上は寝たきりで過ごさなければならないとしたら、長生きしたくないと思う方もいるでしょう。

男性にしても、女性よりは短いとはいえ8～9年です。平均寿命と健康寿命のこの差は、かなりショッキングな数字だと思いませんか？

なぜ日本では平均寿命と健康寿命の差がこれほど大きいのでしょう。

一番の理由は、医療のめざましい進歩により平均寿命が一気に長くなったことにあると思います。たとえば、脳出血などで以前なら亡くなっていた方が、医療の進歩によってかなりの割合で一命をとりとめられるようになりました。脳出血に限らず狭心症や心筋梗塞、慢性腎不全、肝硬変などあらゆる病気において、同様の変化が起きていて、そのことが平均寿命を一気に押し上げたと考えられます。

しかし、その一方で、健康寿命は平均寿命に追いついていないという現実があります。たとえば、脳出血を起こした場合、手術などで対応してなんとか一命をとりとめることができたとします。でも手術後に、後遺症でうまく体が動かせなくなったり、治療のために長い間ベッドで寝続けたりすることで、寝たきりになってしまう方がとても多いのです。

また、日本の平均寿命と健康寿命の差が大きい理由としては、もう1つ、「骨粗鬆症検診率の低さ」があげられます。欧米諸国と比べ、わが国の骨粗鬆症検診率は著しく低いという報告があります。骨粗鬆症の検査を受けなければ自分が骨粗鬆症とわからないことが多いですし、骨折を防ぐこともできません。

欧米諸国では大腿骨骨折の発生数が横ばいから減少傾向にあるのに対し、日本では大腿骨骨折が増え続けています。

検査しないから骨粗鬆症に気づかない→大腿骨骨折→活動量低下→寝たきり

という最悪のシナリオを回避するためにも、骨粗鬆症検診を定期的に受けることが重要です。

そして何より、**「寝たきりになるきっかけ」をつくらないよう心がけましょう。**

つまり、病気にならない、転ばない、**「もし転んでも骨折しない体をつくる」**ことです。とくに、75歳以上の3人に1人が1年に1回以上は転んでいる現状を考えると、骨折を防ぐことは重要なテーマです。**万が一転んでも「折れない骨」をつくることが、寝たきり予防には欠かせません。**

玄関で転んだ…それが寝たきりのきっかけに

わが国の寝たきりの高齢者数は３００万人以上と推定されています。

厚生労働省が２０２０年に発表した「介護保険事業状況報告」によると、全国の高齢者施設で寝たきりになっている方だけで、約300万人だそうです。ここに、自宅療養している寝たきりの高齢者を加えると、300万人以上となります。

寝たきりになる原因としてもっとも多い病気が認知症（18・1％）、第2位が脳血管疾患（脳卒中）（15・0％）、第3位が高齢による衰弱（13・3％）、そして第4位が骨折・転倒（13・0％）です。

骨折・転倒が、脳卒中や認知症・衰弱といったもともと高齢者に多い病気に次いで第4位であることに、驚かれた方も多いでしょう。

骨折・転倒が原因で寝たきりになっている方は実はもっと多いのではないかと、私は考えています。骨折を契機にベッド中心の生活が始まり、そのために全身の血流が悪くなったり、誤嚥性肺炎を起こしたり、脳への刺激が減って認知症を発症したり、もしくは体が衰弱したりというケースが十分に考えられるからです。

たとえ、衰弱や認知症の最初の原因が骨折・転倒であったとしても、それらは前の調査では「骨折」にカウントされない可能性が大いにあるのです。

高齢者の寝たきりの原因となる骨折は、そのほとんどが「脆弱性骨折《ぜいじゃく》」です。わずかな衝撃が加わっただけでも折れてしまう骨折を指し、多くの場合、骨が脆くなる骨粗鬆症が原因となります。

つまり、骨粗鬆症がもともとあって、転んだり、つまずいたり、どこかにぶつけたり、咳をしたり、寝がえりを打ったりしただけで、手首（橈骨《とうこつ》遠位端）や助骨、大腿骨（脚の付け根の部分）や背骨などが折れてしまうという、ふつうでは考えられない折れ方をするのが脆弱性骨折です。私の患者さんの中には、玄関で靴を履こうと少し前屈みになっただけで、脚の付け根の大腿骨が折れてしまった方もいました。

家の中のわずかな段差につまずいて転んでしまった……。若いときであれば、ただの笑い話ですんだかもしれない転倒が、骨が弱っているシニアにとっては「寝たきり老後」のきっかけとなる危険性が高いのです。

70代女性の3人に1人は「骨折寝たきり予備軍」です

幼い頃はあなたも1日に1回や2回は平気で転んでいたのではないでしょうか。でも、転んだ程度では骨折などしなかったはずです。なのに、高齢になって転倒すると、大腿骨や背骨が簡単にポキンと折れてしまいます。

その原因が、加齢に伴う骨粗鬆症です。

骨粗鬆症とは、骨の主な材料であるカルシウムなどのミネラル分が減少することによって骨が脆く、弱くなった状態のこと。

骨粗鬆症の「鬆」は、古くなった大根などに入る「鬆《す》」と同じ漢字です。鬆の入った大根のように、ミネラル分が減ってスカスカになった骨は、本来の強度を失ってとても脆くなっていて、ちょっと転んだだけでも、簡単に骨折してしまうわけです。

骨粗鬆症の患者数は推計で約１２８０万人。日本人の10人に１人がかかっている計算になります。そのうち女性が約９８０万人で、男性は約３００万人。女性が男性の３倍以上と、圧倒的に女性に多いのが骨粗鬆症の特徴です。

また、とくに女性では高齢になるほど増える傾向にあり、50代以降、急激に増加して60代に入ると５人に１人、70代では３人に１人、80代では実に２人に１人が骨粗鬆症にかかっているとされています。

50代から骨粗鬆症の方が増えるのは、閉経に伴い、女性ホルモンの分泌量が急激に減少するためです。

骨粗鬆症は「気づけない」からこそ、こわい病気です。目立った痛みや症状がないから、骨粗鬆症になっていても平気で生活している方が多くいます。

しかし、痛くないから放っておいても大丈夫というわけでは、もちろんありません。弱った骨が折れたとき、後悔しても遅いからこそ早めの対策が必要なのです。

骨粗鬆症の年代別有病率

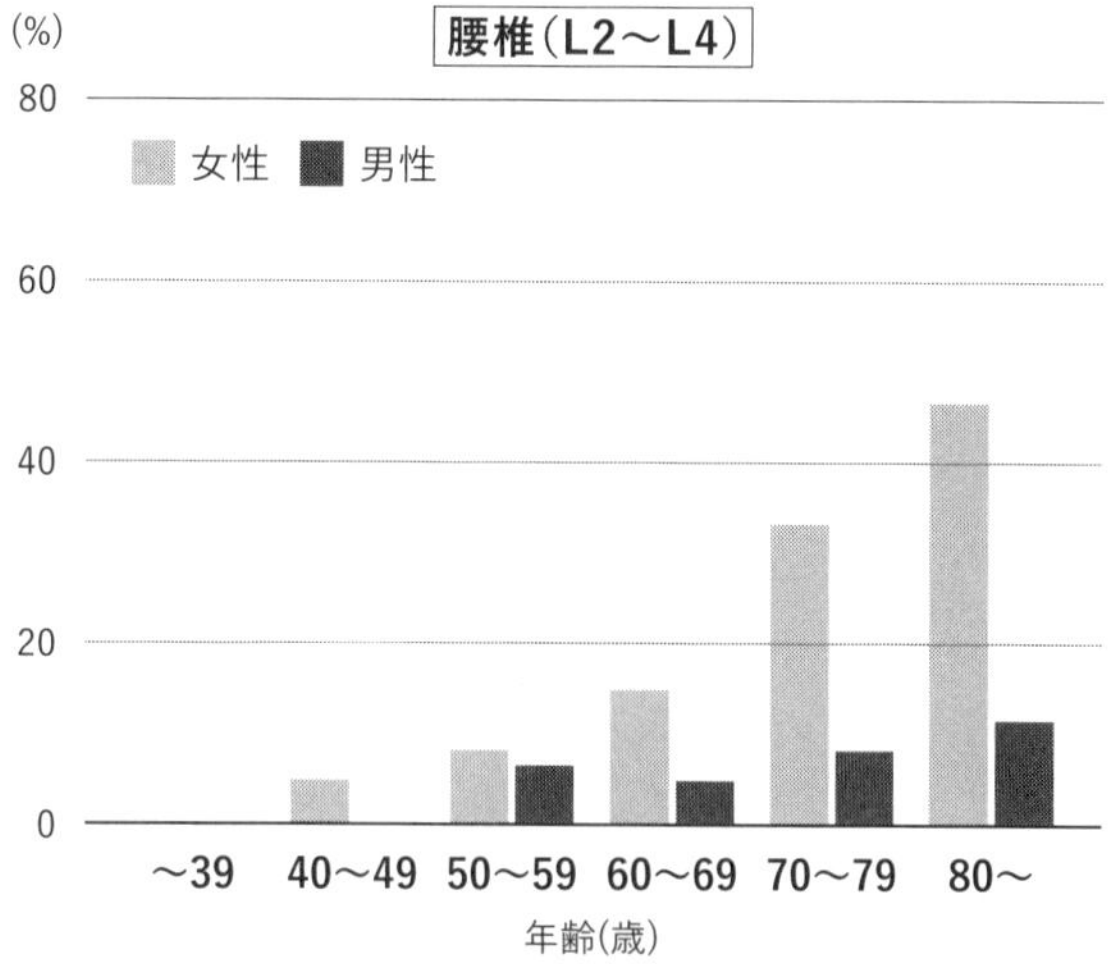

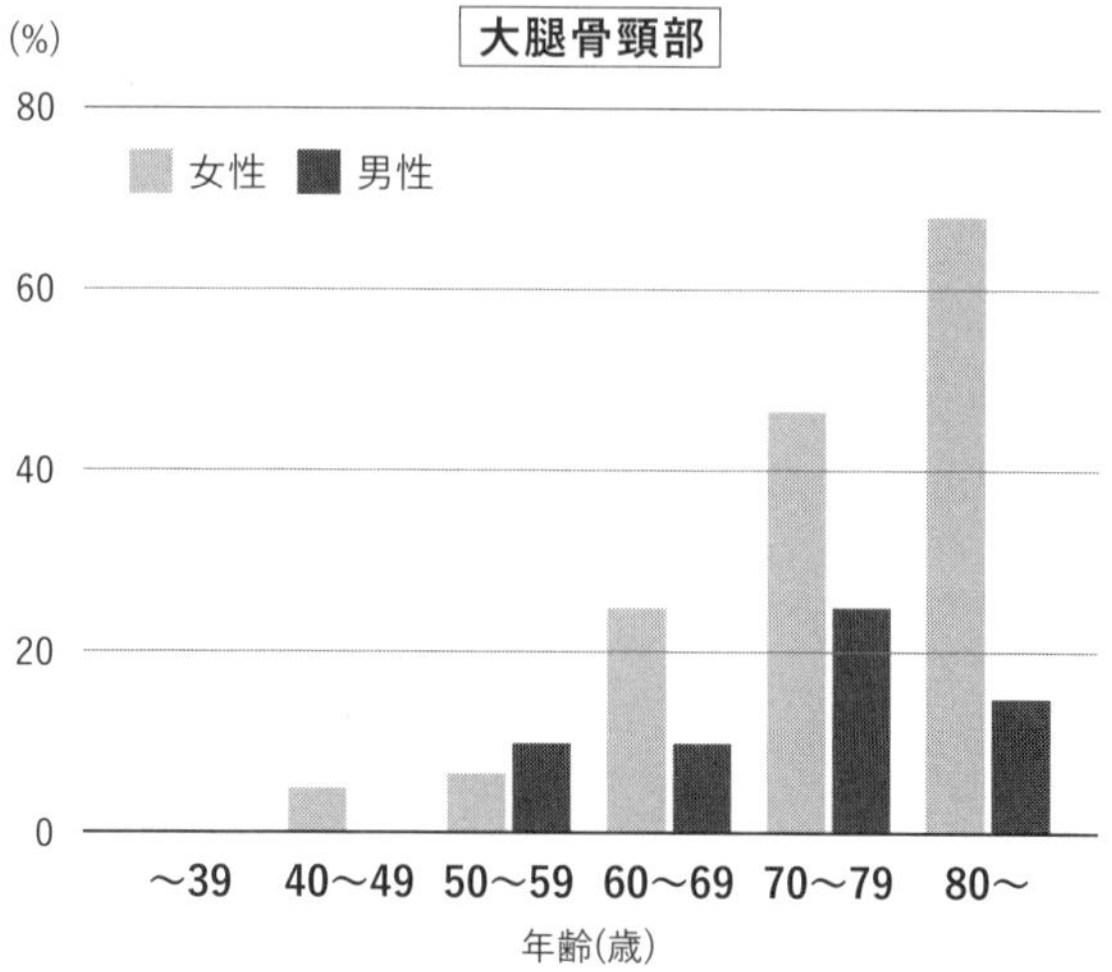

『骨粗鬆症の予防と治療ガイドライン 2015年版』(骨粗鬆症の予防と治療ガイドライン作成委員会)を元に作成

誤嚥性肺炎、認知症、心肺機能の低下…寝たきりが招くこわいこと

寝たきりによいイメージをお持ちの方はいないのではないでしょうか。

ただ、骨折などをきっかけに実際に寝たきりになると、想像以上に体の状態が変化していきます。ここでは、寝たきりにならないために、あえて「寝たきりが招くこわい変化」をまとめてみました。

●認知機能の低下

高齢の患者さんが寝たきり状態になったとき、われわれ医療スタッフがまず恐れるのが、認知機能の低下です。

高齢の方の場合、それまで頭がしっかりしていても、入院した翌日にはお見舞い

に来た方の顔がわからないといったことも起こります。

寝たきり状態で体を動かさずにぼんやり過ごしていると、脳に入ってくる情報量が減り、刺激が少ないために、認知機能が徐々に低下していくことが多いのです。

寝たきりになって「味がしなくなった」という方もいらっしゃいます。このことも、認知機能の低下が関係していると考えられます。つまり、味や風味を感じとるのは味覚や嗅覚ですが、感じとった味を評価したり、解釈するのは脳の役割です。そのため、脳の認知機能が低下すると、しょっぱすぎるのか甘すぎるのか、おいしいのかおいしくないのか、などといった評価ができなくなって、その結果、「味がしない」と感じるのでしょう。

また、ずっと寝たきりでいることで、**気分が落ち込んでウツ状態に陥ったり、人によっては、幻覚や錯覚に悩まされたり（せん妄）、また、今いる場所や時間がわからなくなる見当識障害といわれる症状が現れる**こともあります。

●誤嚥性肺炎

誤嚥性肺炎といえば、高齢化に伴い近年注目されている病気で、**年間の死亡者数は5万人以上。日本人の死亡原因の第6位。**２０３０年には、誤嚥性肺炎の患者数は約13万人に達するとも予測されています。

誤嚥性肺炎とはどのような病気なのでしょう。

食べものや飲みものを飲み込むと同時に、気管が反射的に閉じて、飲食物は食道へ入っていきます。この一連の動きを嚥下《えんげ》といいます。

しかし、年をとると喉のまわりの筋肉が弱り、また、反射反応も低下するために気管がうまく閉じられなくなります（嚥下障害）。嚥下障害が起きると、本来なら食道へ入るべき食べものや飲みもの、そして唾液などが気管のほうに入り込んでしまいます。

一般的には、食べもの・唾液などが気管へ入りそうになれば、咳込んで外へ出すところですが、高齢の方だと喉のまわりの筋肉が衰えているので咳き込む力も弱く、それらを出すことも難しくなります。

口や喉には細菌がいます。その細菌が食べものや唾液と一緒に気管、そして肺に入ることで炎症が引き起こされます。これが、誤嚥性肺炎です。

高齢の方はただでさえ嚥下の機能が低下しているうえに、寝たきりの姿勢では喉も横向きになります。そのため、上体を起こしている場合よりも喉の筋肉が収縮しにくく、より誤嚥が起きやすくなるのです。

心肺機能の低下

心肺機能とは文字どおり心臓と肺の機能を意味します。心臓と肺が停止した「心肺停止」が実質上の「死」であるように、この2つは生死に直接的に関わる重要な臓器です。寝たきりの状態が続くと、**心臓と肺という生命活動の中核である臓器の働きもまた、低下していきます。**

まず心臓について説明しますと、心臓も他の多くの臓器と同じように心筋といわれる筋肉でできています。寝たきりの状態が続くと、心筋も委縮するため、心臓の血液を押し出す力が弱まって、心臓から送りだされる血液量が減ってしまいます。

一方、寝たきりになると、第二の心臓といわれるふくらはぎの筋肉も衰えます。そのため、ふくらはぎを走っている静脈が十分に収縮できなくなって、心臓へ戻る血液の量もまた減ってしまうのです。つまり、心臓から送りだされる血液量が減少するうえに、心臓へ戻ってくる血液もまた減るため、全身の血の巡りが悪くなります。

血液は、酸素と栄養素を全身の細胞へ届ける働きをしていることはご存じのとおりです。血の巡りが悪くなれば、細胞に酸素と栄養素が十分に届かなくなり、その結果、細胞が集まってできているあらゆる組織や器官や臓器などの機能が低下してしまうのです。

では、肺のほうはどうでしょう。

肺の役割は、外気から酸素を取り入れて、体内の余分な二酸化炭素を排出すること。心臓が送りだす血液に含まれている酸素は、肺が取りこんだものであり、心臓に酸素を提供しているのは肺にほかなりません。生命活動に必要なエネルギーは心臓と肺、つまり心肺の共同作業によって生みだされているのです。

肺を動かす筋肉もまた、寝たきり生活によって弱ってくるため、呼吸が浅くなります。呼吸が浅くなれば、当然、外気から取り入れる酸素の量も減少するわけです。

心肺機能の低下は、全身の各臓器に影響をおよぼします。胃や小腸、大腸といった消化器官をはじめ、腎臓、肝臓、脳、血管、さらには、筋肉、骨、靭帯といった運動器など、あらゆる器官の機能を低下させてしまうのです。

寝たきりの生活は、このように心身の衰退を進行させていきます。

骨は「鉄筋コンクリートの建造物」に似ています

寝たきりを予防するために鍛えたいのが、骨。体を形づくっている大切な存在でありながら、骨の種類や構造を知っている方は少ないように思います。ここでは、健康な体と深い関係がある「骨」について、基本的なことをお伝えしましょう。

私たちの体には一体、何本の骨があると思いますか？

多少個人差はありますが、２０６本です。相当な数ですが、新生児にはかないません。生まれたばかりの赤ちゃんには約３５０本もの骨があるのです。ただし、成長するにつれてそれらの一部が融合して、最終的には２０６本に落ち着きます。

体格によって異なりますが、２０６本の骨を合計したときの重さは体重の約15％。体重の６分の１ほどが骨によって占められているのですね。

ひとくちに骨といっても、場所によって形はさまざまです。

一般的に「骨」といわれてみなさんがイメージするのが、「長管骨」でしょう。手や脚を形づくる骨で、細長い管のような形をしています。体の中で一番長い太もの大腿骨も長管骨なら、手足の指の小さな骨たちもまた、長管骨です。この他にも、手首や足首のサイコロのような形の骨（「短骨」）もあれば、鼻腔を構成する篩《し》骨《こつ》のように、内部が中空になった骨（「含気骨《がんきこつ》」）などもあります。

形はさまざまな骨ですが、基本的な構造はほぼ同じです。**骨の構造は「鉄筋コンクリートの建造物」にたとえられます**。

鉄筋にあたる部分はコラーゲンでできていて、コンクリート部分を構成しているのは、カルシウムを主体としたミネラル分です（カルシウム以外のミネラル分としてマグネシウムやリン、亜鉛、鉄、銅などがあります）。

コラーゲンでできた鉄筋は「骨梁《こつりょう》」といわれ、骨の中には無数の骨梁が網の目のように縦横に走っています。これらの骨梁の1つひとつは「架橋《かきょう》」といわれる、やはりコラーゲンでできた「部品」によってしっかりとつながれ、固定されているのです。

そして、骨梁と架橋の隙間を埋めているのがコンクリート、すなわち、カルシウムなどのミネラル分です。

ミネラル分がつまったコンクリート部分は非常に硬くて、外からの強い衝撃をはねつけます。しかし、その反面、脆くもあります。一方、鉄筋にあたるコラーゲンは弾力性に富んだ、しなやかな物質です。外からの衝撃に対しては、しなりながらその力を分散し、吸収します。

つまり、コンクリートの脆さを鉄筋のしなやかさがうまくカバーしているのです。

では、1本の骨はどのようなつくりになっているのでしょう。

骨は棒状の麩《ふ》菓子にたとえると、わかりやすいかもしれません。

麩菓子は表面は硬いですが、内側はやわらかく細かな穴が空いています。

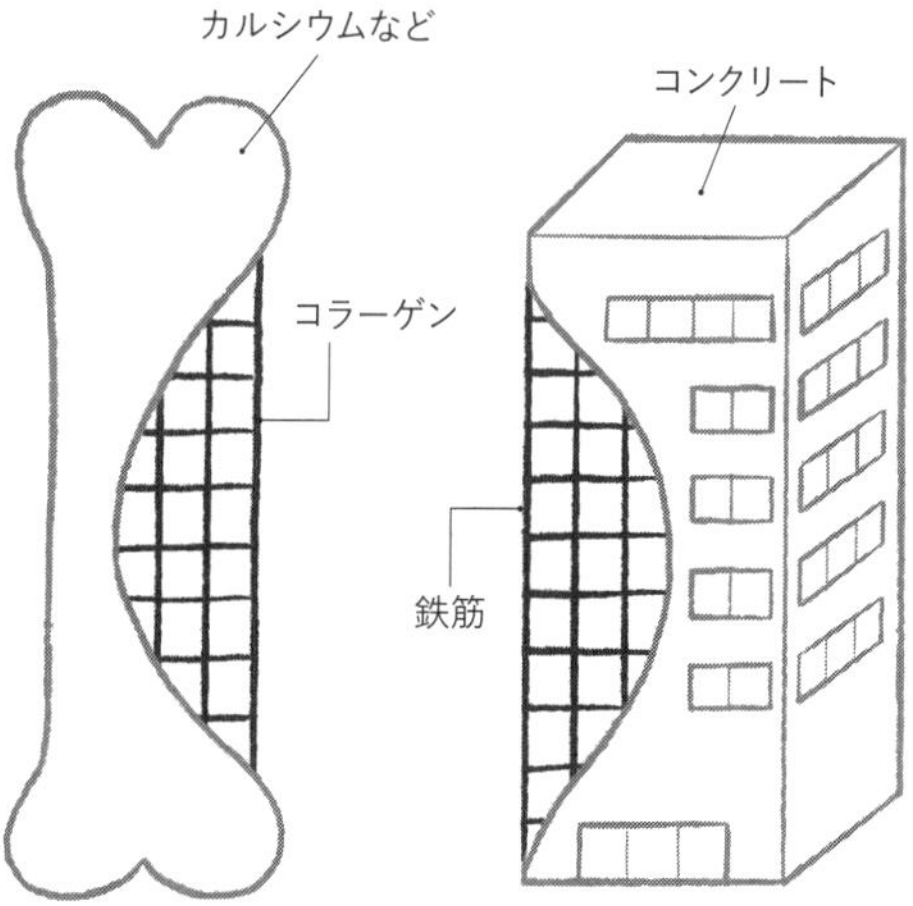

骨の構造は鉄筋コンクリートの建物に似ている

骨も、皮質骨という表面の硬い部分と、海綿骨という内部の網目状の比較的やわらかな部分の2層構造になっています。麩菓子の硬い表面にあたる部分が皮質骨です。海綿骨はスポンジ状のため、内部はすき間だらけ。このすき間のことを骨髄腔《こつずいくう》といいます。

さらに、骨の外部は「骨膜」という結合組織でコーティングされています。骨膜には多くの感覚神経が分布していて、骨折したときにはげしく痛むのは、これらの感覚神経が刺激されるからにほかなりません。

また、骨折部には新しく骨が形成（仮骨

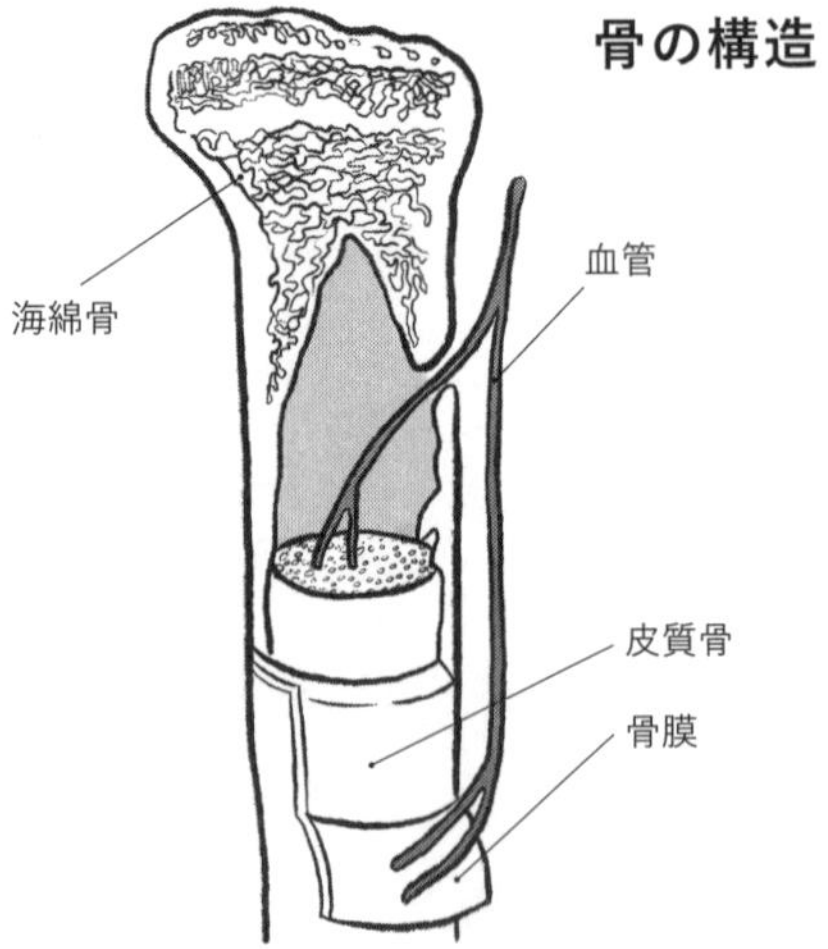

といいます）されますが、骨膜には仮骨形成を促す作用もあります。

白い棒のようなイメージのある骨ですが、そこには血管も神経も走行しています。

そのため、骨折すると痛みを感じたり出血したりしますし、また、血管をとおして、骨組織や骨髄に大切な栄養や酸素が送りこまれてもいるのです。

骨は、外からの衝撃に対し痛みも感じることができ、血を流すことができる「生きた臓器」なのです。

年とともに「骨を壊す細胞」は元気になる

生きた臓器である骨は新鮮な状態を保つために、毎日、少しずつ生まれ変わっています。「**骨代謝**」という名の新陳代謝をくり返しながら、常に自らをリフレッシュさせているのです。

骨代謝に関係する細胞には主に**骨細胞**と**破骨細胞**、そして**骨芽細胞**の3種類があります。骨に占める割合でいうと、骨細胞がおよそ90％、残りは破骨細胞がおよそ9％、骨芽細胞がおよそ1％です。そのうち、骨代謝に直接的に関与しているのが破骨細胞と骨芽細胞です。もっとも量の多い骨細胞は、あとの2つの細胞の司令塔的な役割を果たす場合もありますが、その働きはよくわかっていません。

破骨細胞と骨芽細胞は骨代謝においてどのような働きをしているのでしょうか。
骨は時間とともに劣化して強度や弾力性が失われていき、そのままでは体を支えられなくなります。そこで、**破骨細胞が古くなった骨をどんどん壊していき、その後、壊された「跡地」に骨芽細胞がやってきて、強くて、しなやかな骨をゼロからつくりあげることで、骨は新しく生まれ変わります。**

建築物にたとえると、解体業者（＝破骨細胞）が古くなった家を取り壊したあと、大工さん（＝骨芽細胞）がやってきて、更地に新しく家を建てるイメージです。

破骨細胞が骨を壊すことを「骨吸収」、骨芽細胞が骨をつくることを「骨形成」といいます。そして、**破骨細胞と骨芽細胞がバランスよく働くことで、骨吸収と骨形成のバランスが保たれて、骨は適切な量が維持されることになります。**

ところが、このバランスが崩れて、破骨細胞が骨芽細胞よりも活発に働いてしまうと、つくられる骨よりも壊される骨が多くなります。そのため、骨量が減少して、骨が脆くなってしまうのです。そして、この現象は高齢者によく見られます。

骨代謝のしくみ

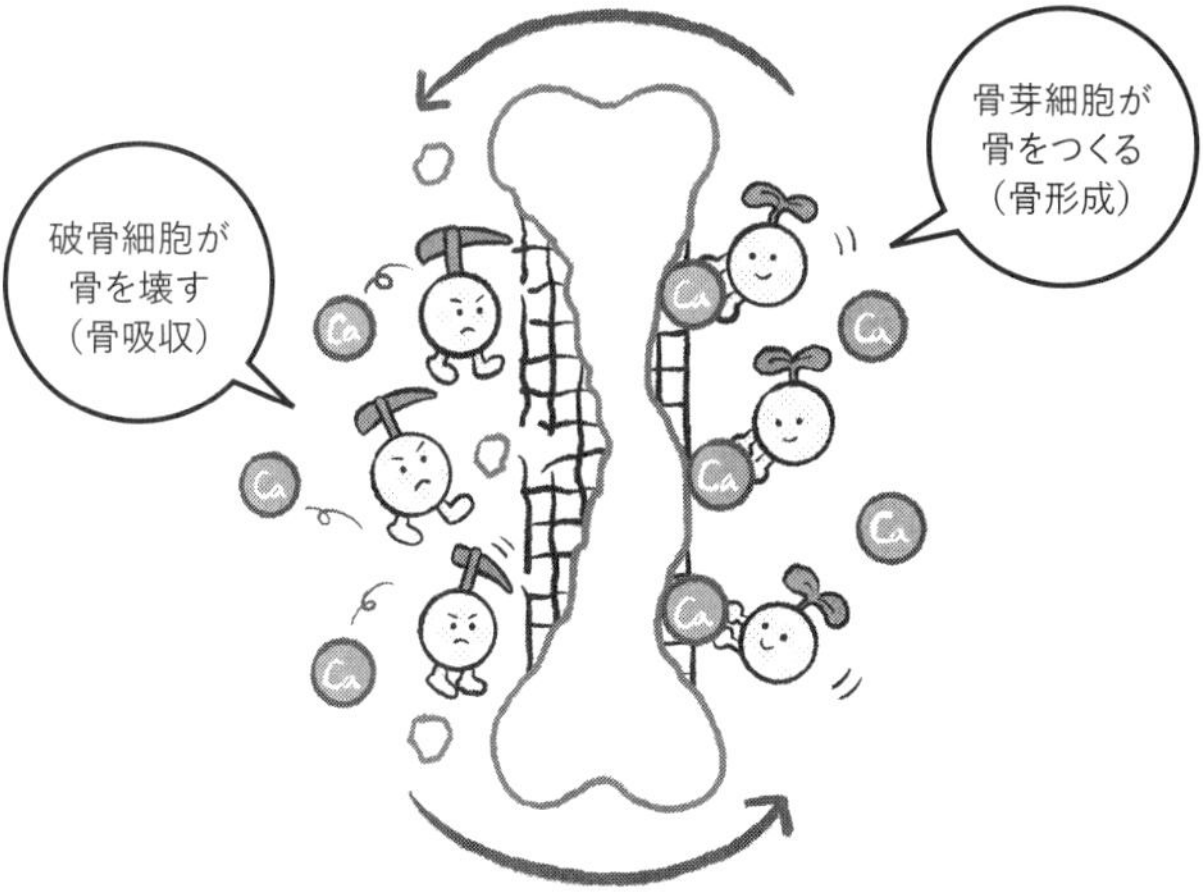

一般的に骨吸収には2～3週間ほど、骨形成には3カ月間ほどかかります。家の建築の場合でも、壊すよりもつくるほうに長い時間がかかるのと同じで、骨吸収よりも骨形成に、はるかに長い時間を要します。こうして骨代謝をくり返しながら、1年におよそ20％ほどの骨が新しく入れ替わり、4～5年かけて全身の骨がすべて新品に替わるのです。

骨代謝がもっとも盛んな時期は、男性では18歳前後まで、女性はそれよりも少し早くて16歳前後まで。この期間はとくに骨芽細胞の働きが活発で、破骨細胞が壊す骨の量をはるかに超える勢いで、新しい骨がどんどんつくられていきます。

骨量は増えつづけ、骨はより長く、より太く育っていき、身長も伸びつづけます。しかし、それ以降は、盛んだった骨代謝も落ち着いて穏やかなものに変わっていき、身長の伸びもストップします。さらに、先ほども述べたように、高齢になるにつれ破骨細胞が活性化し、骨量が減少してしまうのです。

なぜ、「骨密度が高いのに骨折する人」がいるのか

咳をしただけで肋骨が折れ、壁に軽くぶつかっただけで肩の骨が折れ、玄関でゴミを拾おうと屈んだだけで大腿骨が折れる……。わずかな衝撃で骨が折れてしまうのが、脆弱性骨折でした。脆弱性骨折の原因のほとんどは、骨粗鬆症といっても過

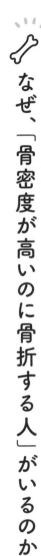

言ではないでしょう。

骨粗鬆症とは骨量の減少、および、骨質の低下によって骨が脆くなっている状態のこと。骨粗鬆症に伴う骨折の規定因子として、骨量と骨質があり、そのうち、**骨密度（骨量）が70％、骨質が30％を占めるといわれています**。

骨粗鬆症というと高齢者特有の病気として考えられがちですが、実は昨今、若い方の間でも骨粗鬆症が少なくありません。原因についてはのちほどふれますが、いずれにしても、20代であっても「若年性骨粗鬆症→骨折」というルートをたどる方もいるので、若い方であっても要注意です。

骨粗鬆症の診断として主に用いられるのが、骨密度検査です。骨密度とは1㎠あたりの骨量のこと。骨をつくっているカルシウムなどのミネラル分が骨にどのくらいの密度で詰まっているかを表し、骨の強度の指標となります。

若い人の骨密度の平均値（Young Adult Mean　略してYAM」）に対する割合が70％以下の場合、骨粗鬆症と診断され、薬物療法をスタートする目安とされます。

ここでいう「若い人」とは、「20〜44歳までの若い女性」。ずいぶん幅が広いけれど、10代の骨代謝が旺盛な時期を過ぎた20代以降から閉経を迎えるまで、骨量にあまり変化がないので、この定義を使っているのでしょう。

骨密度の低下は、骨量の減少とともに骨の主成分であるカルシウムなどのミネラル分の減少を意味します。つまり、骨を鉄筋コンクリートに見立てて考えたとき、「コンクリート部分」が減ってくると考えられます。

それでは、高齢になるにつれてなぜ骨量が減るのでしょう。それにはいくつかの要因があります。

- **女性ホルモンの分泌量の低下などに伴い、骨の代謝に乱れが生じて、破骨細胞による骨吸収が骨芽細胞による骨形成を上まわるようになるため**
- **カルシウムの吸収率が年齢とともに低下し、カルシウム排泄量が増えるため**
- **骨をつくる細胞の働きを阻害する「スクレロスチン（詳しくは91ページ参照）」**

の分泌量が年齢とともに増えていくため
・運動や栄養不足のため……など

ただ、大事なのは骨量だけではありません。骨粗鬆症に伴う骨折要因は、骨密度（骨量）70％、骨質30％でしたね。「骨質」の劣化もまた骨折に大いに関係があるのです。

実際、骨密度が高いのに、骨折する人がいます。

私が勤務する病院でも、転んで大腿骨が折れてしまった患者さんの骨密度を測ったら、若い方と比べ70％（YAM値70％）を優に超えていたといったケースがときどきあります。この場合、骨量は十分あるけれど、骨質が劣化しているために大腿骨が折れてしまった可能性が高いのです。

骨量の減少に伴う骨密度の低下は、コンクリート部分にあたるカルシウムなどのミネラル分の減少を意味していました。これに対して、**骨質の劣化は鉄筋にあたる**

骨の強さを決める2つの要因

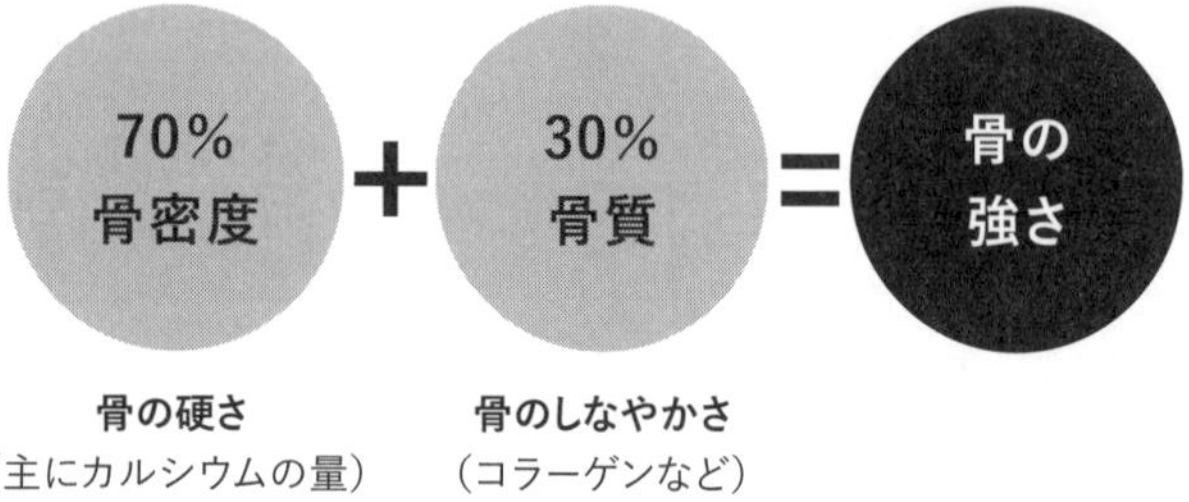

コラーゲンが錆びついてしまった状態です。ミネラルには硬いけれど脆いという特徴があります。その脆さをカバーしているのが、コラーゲンという鉄筋のしなやかさです。

そのため、鉄筋が錆びついてしまったら、たとえコンクリートがたくさん詰まっていても、強度は保てません。ちょっとした衝撃にも耐えられずに簡単に骨折してしまうのも当然です。

また、鉄筋部分だけではなく、骨梁と骨梁をつないでいる架橋という部品もコラーゲンでできています。架橋には善玉架橋と悪玉架橋があり、加齢や病気などによって善玉架橋が悪玉架橋に置き換えられて錆びていきます。建物も部品が弱くなれば小さな地震でも倒れてしまうように、骨も悪玉架橋が増えれば簡単に折れてしまうのです。

骨密度が高ければ問題ないということではないこと、おわかりいただけたでしょうか。骨密度が高いうえに、よい骨質を保っていることが重要なのです。

骨の形成を阻害する「スクレロスチン」を減らす方法

骨の研究者たちの間で昨今、話題を集める物質が「スクレロスチン」です。

スクレロスチンは、骨細胞から分泌される糖タンパク質で、「骨芽細胞の働きを抑制して、骨形成を阻害する」つまり、**「新しい骨ができるのにストップをかける」**

物質なのです。

このスクレロスチンは骨にどのような悪さをしているのでしょう。

そこには、Wnt（ウイント）とよばれる物質が関与しています。

ウイントが骨に関連するタンパク質であることを世界ではじめて発見したのが、ハーバード大学時代の私の恩師である Matthew L. Warman（マシュー・L・ワーマン）教授です。

ウイントとスクレロスチン、さらにはスクレロスチンと骨との関係はどのようなものなのか。キャッチボールの際のボールとグローブにたとえると、わかりやすいかもしれません。ボールがウイントで、このボールを受けるグローブがウイントの受容体です。受容体とは刺激を受けとる構造体のこと。ウイントは受容体にくっつくことでさまざまな機能を発揮します。そして、その機能の1つが、骨の形成を促すことなのです。

では、スクレロスチンは何かというと、グローブに張られた網にたとえられます。

この網が張られているせいで、ボールであるウイントは、グローブである受容体にくっつくことを妨げられてしまうのです。

つまり、スクレロスチンという網は、受容体の働きを妨害することで、ウイントによる骨形成の促進という機能を抑制するのです。言い換えると、**スクレロスチンは「骨をつくるのをやめろ！」という指令を骨芽細胞に向けて出すことで、骨形成を阻害して、骨量の増加を抑制する働きをしている**のです。

実は、**このスクレロスチンは、年齢とともに増えることがわかっています**。

これが、高齢の方たちが骨粗鬆症になる大きな要因の1つといえるでしょう。

スクレロスチンを減らすためにはどうすればいいのか……。ここで役立つのが、骨に衝撃を与えることなのです。骨に衝撃が加わると、スクレロスチンの分泌が減ることがわれわれの研究でわかっています。つまり、48ページでご紹介したかかと落としや骨に刺激が加わりやすいランニング、軽いジャンプ、なわとびなどを取り入れることで、スクレロスチンの分泌を減らすことができるのです。

持病がある人こそ、骨づくりに取り組んだほうがいい理由

骨も体の一部であるからこそ、骨の状態は全身の健康状態に大きな影響を受けています。骨とはまったく関係ない病気が原因で、二次的に骨粗鬆症を発症するケースも数多くあるのです。

ここではその代表的なケースを簡単にお伝えしていきます。ご自身に関係のある病気はないか、チェックしてみてくださいね。

●甲状腺機能の異常

バセドウ病のように甲状腺機能が亢進しすぎても、逆に、橋本病のように甲状腺機能の低下も、骨密度の低下につながります。

甲状腺の働きが亢進しすぎる場合は、骨代謝が活発になって、破骨細胞、骨芽細胞の両方が活性化されますが、破骨細胞のほうがより強く活性化されるために、骨吸収が骨形成を上まわって、骨量が減少するのです。

一方、甲状腺の機能が低下する橋本病などでは、骨代謝が低下することもありますが、それ以上に動脈硬化が進むことが問題です。動脈硬化によって血液循環が低下して、骨芽細胞に十分な量の血液が届かなくなり、その結果、骨芽細胞における骨形成の機能が低下してしまうのです。

●慢性腎臓病

慢性腎臓病も骨粗鬆症の一大原因です。カルシウムの腸管吸収を高めるビタミンDは、主に腎臓で活性化されます。そのため腎臓病になると、体はビタミンD不足に陥り、腸管で吸収されるカルシウム量が減少します。骨の材料であるカルシウムが不足するため、骨量も当然、減ってしまうのです。

他にも、副腎や膵臓などの病気も骨粗鬆症の原因となります。

また、人工透析を受けている方も腎臓の機能が低下しているため、やはり骨粗鬆症のリスクが高まります。

●糖尿病

これまでお話ししてきた甲状腺機能の異常や慢性腎臓病などは、どれも骨量の減少を引き起こしましたが、糖尿病は骨質の劣化を招きます。糖尿病の方の多くは、骨が錆びて脆くなっていますので、骨折には注意が必要です。

糖尿病にかかると、インスリンがうまく働かないため、血液中に糖があふれだしています。あふれだした糖の一部が骨のコラーゲンにくっつくことで「糖化」という現象が起きてコラーゲンを錆びさせてしまうのです。

●ステロイド薬

何らかの薬を服用している高齢の方も多いことでしょう。中には骨を脆くする薬もあり、その代表的なものが、炎症を抑えるのに広く使われているステロイド薬です。ステロイド薬は、破骨細胞の機能を亢進させる一方で、骨芽細胞をアポトーシスという「自殺」へと誘い込みます。そのため、ステロイドの投与は、若い人でもステロイド性骨粗鬆症になり、骨折のリスクが急激に高まります。

関節リウマチに対し、ステロイド薬がときどき用いられますが、「短期間かつ少量の使用」という原則を守ることが重要です。なお、アトピー性皮膚炎などで用いるぬり薬の場合、ステロイドの量はごく微量ですので、心配はないでしょう。

甲状腺疾患や腎臓病、糖尿病などのさまざまな病気、人工透析、そして、ステロイドなどの薬の服用……。こうして見てくると、骨の状態が健康状態と密接に関係していることがよくわかります。体が健康でなければ、骨も強さやしなやかさを保つことはできません。体の健康があってはじめて、骨も健康に保つことができるのですね。

いつまでも元気な体に欠かせない「1：1の法則」

筋肉は鍛えれば鍛えるほどいい！　と思っている方は少なくないようです。

確かに適度な筋トレは体にとって大切ではありますが、筋肉だけを鍛えても、骨は丈夫になりにくいのです。**骨と筋肉をバランスよく鍛えることが重要です。**

筋肉を鍛え上げているスポーツ選手といえば、代表的なのがラグビー選手でしょうか。敵とはげしくぶつかったときに当たり負けしないよう、全身の筋肉を太く、大きく鍛え上げています。

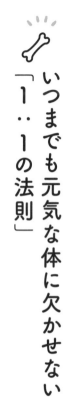

そんなラグビー選手たちが、骨折することがあるといったら驚かれるでしょう。敵とぶつかった際に、骨折してしまうケースがあるのです。

筋肉中心に鍛え上げるあまり、骨の鍛え上げが追いつかず、筋肉と骨のバランスが悪くなって骨折してしまうのでしょう。

ラグビー選手と対照的なのが、高齢の女性たちです。高齢女性の中には、治療によって骨密度をＹＡＭ値１００％まで高めたにもかかわらず、「転倒↓骨折」をしてしまう方が少なくありません。筋肉は骨を守るクッションの役割をしています。筋肉量があまりに少ないと、せっかく骨を強化できても、クッションが薄すぎるため、転んだだけで骨折してしまうのです。


このように、骨だけが丈夫でも、また逆に、筋肉だけが強すぎても骨折のリスクが高まります。骨と筋肉がバランスよく鍛えられることではじめて「折れにくい体」が実現できるのです。骨：筋肉＝１：１。このイメージです。

骨と筋肉のバランスをよくするという意味でも、背骨を強化しながら腹筋と背筋を鍛えられるおへそひっこみ体操はおすすめです。

全身を健康に保つために、今日から骨を鍛えよう

寝たきり予防に骨を丈夫にすることが大事だと十分わかっていただけたと思います。実は、骨を強くすると、全身の健康状態にもよい影響が表れるのです。ここでは、先ほどもふれた内容も含め、骨の重要な役割についてさらに詳しくお伝えしていきます。

【骨の役割1】カルシウムを貯める

骨はカルシウムの貯蔵庫の役割もしています。

体内のカルシウムの約99％は骨に存在し、残りの1％は血液や筋肉、神経などに

存在しています。この残り1％のカルシウムは血液によって必要な組織や器官などに運ばれて、心筋の収縮作用を高めたり、筋肉の興奮を抑制したりといった重要な働きをしています。

そのため、血中のカルシウム濃度が低くなると、組織や器官の働きが阻害されることになります。**そこで、血中のカルシウム濃度が低下すると、骨は自分の「貯蔵庫」からカルシウムを取り出して血液に捧げて、血中のカルシウム濃度を上げているのです。**

【骨の役割2】血液をつくる

骨は血液をつくっています。造血作用という生命活動の基本を担っている骨は、**血液をつくる一大臓器**でもあるのです。

血液がつくられているのは、骨の中心部分にある骨髄という組織です。

骨髄は栄養豊富な海綿状の組織で、すべての種類の血液細胞をつくりだすことができる「造血幹細胞」が存在しています。骨髄でつくられているのが、酸素を運ぶヘモグロビンを含む赤血球、免疫細胞の代表格である白血球、そして、血液を固めて出血を抑える血小板などです。

赤血球、白血球、血小板などは、骨の中を貫くトンネル状の管をとおって、骨表面の極小の穴から血管へと運ばれ、血管中の血漿《けっしょう》という液体に混じって全身を巡ることになります。

【骨の役割3】若返りを促す

さらにもう1つ、骨は**オステオカルシンという若返りホルモンを分泌する臓器**でもあります。オステオカルシンは骨芽細胞でつくられるタンパク質で、膵臓、脳、筋肉などの臓器や器官を活性化させます。その結果、糖尿病の予防や改善、認知機能の向上、筋肉の増強、肥満の予防といった体にとって、さまざまなよいことが起こることがわかっています。

より具体的にお話しすると、膵臓の機能を高めてインスリンの分泌を促すことで、糖尿病を予防、改善することが知られていますし、また、脳では神経細胞を活性化させることで記憶力や認知機能を高める作用があります。

他にも筋肉を増やすことでサルコペニアを予防し、また、筋肉の増強に伴い脂肪の代謝が促されることで、肥満を予防しているといわれているのです。

骨芽細胞でつくられている主な骨ホルモンにはもう1つ、**オステオポンチン**があります。オステオポンチンは骨髄の造血幹細胞に作用して、全身の免疫力を高めるという重要な働きをしています。

以上のように、**骨は体を支えるだけではなく、カルシウムの貯蔵庫として血中の**

カルシウム濃度を調節し、血液までつくりだして、さらには、全身を活性化するオステオカルシンやオステオポンチンといった物質を産生するということまでやってのけているのです。

骨折を防ぐためだけでなく、**全身を健康に保つためにも「骨を強くする」ことはきわめて重要だといえる**でしょう。

第3章

70歳以上は絶対避けたい「2つの骨折」

寝たきりにつながる「2つの骨折」があります

脚の付け根の大腿骨骨折、そして背骨の圧迫骨折の2つは、とくに寝たきりのきっかけとなりやすいことで知られています。70歳を超えたら絶対避けたい骨折といえるでしょう。

本章では、とても危険なこの2つの骨折について詳しく見ていきます。

大腿骨は膝から脚の付け根まで伸びる骨で、大腿骨の頭に近い部分、つまり、脚の付け根部分の骨折が、一般的にいわれている大腿骨骨折です（医学用語は「大腿骨近位部骨折」）。図のように大腿骨の一部は、胴体と脚をつなぐ関節、股関節を構成しています。

脚の付け根（大腿骨近位部）とは

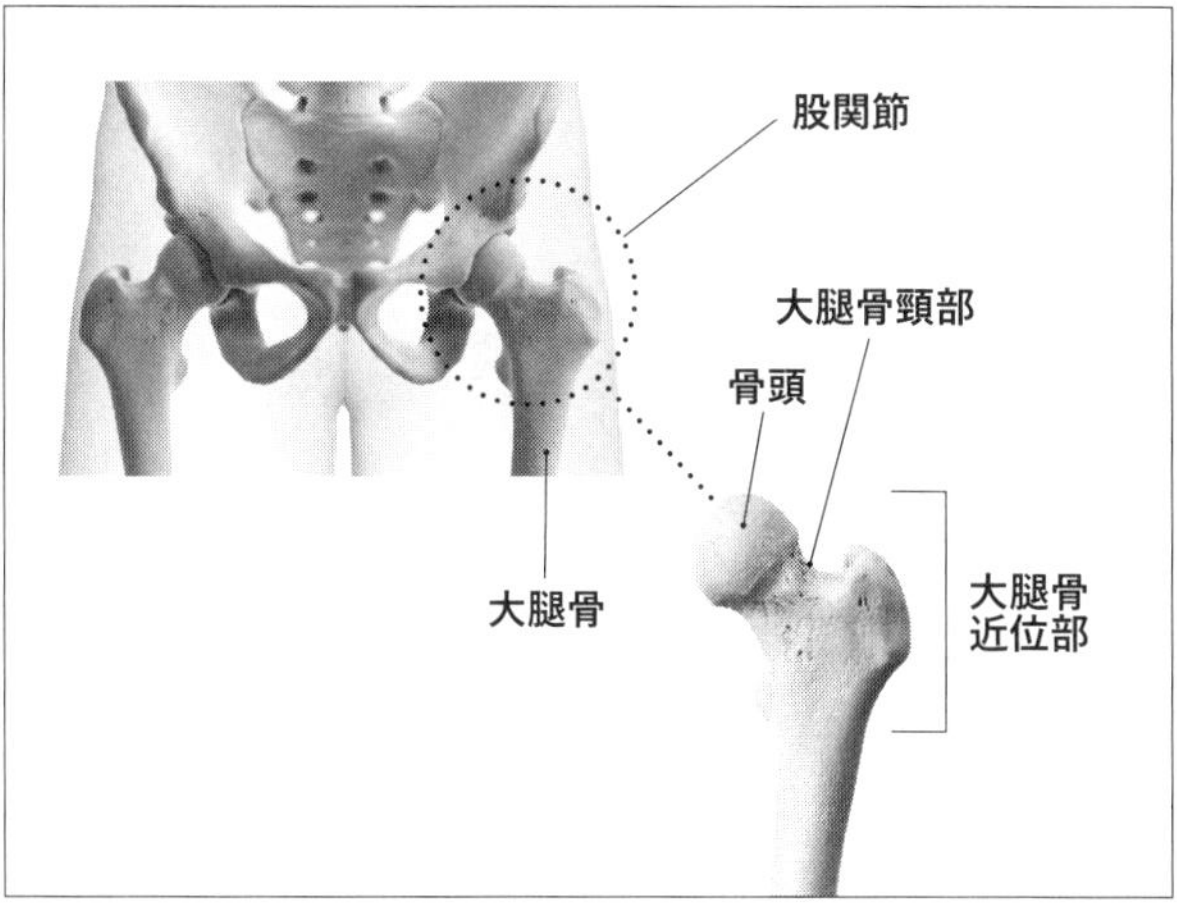

大腿骨を骨折すると、救急車で病院へ搬送されて、早期に手術が行われるのがふつうです。手術までの待機期間が長くなるほど、筋力の衰え、肺炎などを起こすからです。しかし、超高齢者や合併症がある方はすぐに手術を受けられない可能性があります。

一方、背骨の圧迫骨折の場合、病院でコルセットをつくってもらい、その後、最低でも2週間はトイレと食事以外はベッドで安静にして過ごさなければなりません。また、3カ月間ほどはあまり無理をしないようにして、骨がくっつくのをひたすら待つことになります。

助骨や手首など程度の軽い骨折であれば、病院での処置のあと、すぐに歩いても支障はなく、ベッドで安静にしている必要はありません。ところが、背骨は体を支えている、いわば大黒柱です。立ったり、歩いたりすれば、背骨に大きな負荷がかかってしまうので、一定期間はベッドで安静にしていなければならないのです。

つまり、**大腿骨骨折、背骨の圧迫骨折ともに一定期間、安静にしていなければならないことが、寝たきり状態につながる大きな要因**となります。


高齢の方の場合、たとえ短い期間でもベッドに寝かされていると、あっという間に下半身の骨は脆くなり、筋肉はやせ衰え、靭帯や腱が硬く縮んでしまいます。そのため、患者さんによってはリハビリを経ても、退院後は骨折前よりも歩行能力が低下してしまいがちです。

退院後にヨチヨチ歩きになったり、杖を使うようになったりする方も少なからずいらっしゃいます。すると、外出が億劫になって、だんだん歩かなくなり、その結果、骨も筋肉も靭帯も腱もさらに衰えて、ますます外出したくなくなるという悪循環に陥ります。最終的には、下半身がすっかり弱ってしまい、ほとんど歩けなくなって、寝たきりになるというコースをたどるのです。

大腿骨骨折は「5年生存率が40％になる」こわい骨折

大腿骨骨折は寝たきりのきっかけとなって、健康寿命を縮めるだけではなく、平均寿命そのものを縮めてしまう可能性が明らかになっています。

東京大学の研究チームが１９９１～96年の間に大腿骨骨折で入院した患者４８０人について、２００２年に健康状態を調査しました。骨折の１年後の生存率は88・

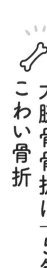

5％で、同年代の一般的な人の91・7％よりも3・2％低く、また、**5年後の生存率は骨折をした人が40％、一般の人が60％で、その差はなんと20％にもなったのです。**

さらに、**大腿骨骨折をした人の10年後の生存率はわずか20％**という驚くべき数字が示されました。

生存率が著しく低下するのにはさまざまな要因が考えられますが、大きな原因の1つが、大腿骨骨折がきっかけで寝たきりになってしまったことでしょう。第2章でもお話ししたように、寝たきりになると、多くの場合、体のさまざまな部位で機能低下が起きて、精神状態にも異常をきたすようになります。

このように、病気やケガなどの治療のために長期間にわたり、安静状態（つまり、寝たきり状態）を強いられたときに起こる心身の一連の症状を「廃用症候群」といいます。

つまり、大腿骨骨折を起こして寝たきりになった方たちの多くが、この廃用症候群に陥り、生存率の低下につながったと解釈できます。

なぜ、大腿骨は折れやすいのか

体を支える大腿骨の骨折は寝たきりの主な原因となり、この骨折は70歳から急激に増えていくことがわかっています。

高齢者の骨は弱っていて折れやすいとはいえ、なぜ体の中でももっとも大きい大腿骨が折れやすいのか、不思議だと思いませんか？

大腿骨近位部骨折、俗にいう大腿骨骨折にはいくつかの種類があるのですが、ここではその大半を占める大腿骨頸部《けいぶ》骨折、つまり、大腿骨の首根っこ部分の骨折に絞って、なぜここまで折れやすいのかをお話ししましょう。

立ったり歩いたりすると、大腿骨を含む股関節には、体重の何倍もの重さがかかります。**歩行時には体重の3～4・5倍、ジョギング時には4～5倍、階段の上り下り時には6・2～8・7倍もの力がかかっているのです。**体重50kgの人なら、歩いているだけでも股関節に150～225kgもの負荷がかかります。

このように大きな負荷がかかっている状態で転んだり、ひねったりしたときに、骨が脆くなっていたらどうでしょう。わずかな衝撃にも耐えきれず、大腿骨が折れてしまうことは想像にかたくないでしょう。

しかも、大腿骨頸部は大腿骨の骨頭部から急に細くなっていて、もともと力学的にも折れやすいため、大腿骨の中でもとくに折れやすい部位といえます。

さらに、高齢の方は、下半身の筋肉が衰えているので、転んだときに尻もちをつきやすいのです。**尻もちをつくと、下からの強い衝撃が脚の付け根を直撃するため、大腿骨を骨折する危険性をより高めてしまうのです。**

「痛いけど歩ける」が危険な理由

大腿骨頸部骨折を起こすと、多くの場合、はげしい痛みを伴いますが、そこまで痛まないケースもあります。

痛みの感じ方は人によっても異なりますが、骨折の程度の違いにもよります。

折れた骨同士が完全に離れてしまうような骨折では、はげしい痛みにおそわれますが、骨折部分が離れることなく、少しズレただけでおさまっているものであれば、そこまでの痛みはありません。また、少しのズレであれば歩けてしまうので、高齢の方の中には我慢強い方もおられて、折れた脚のまま立って歩いて、暮らしつづけるという強者《つわもの》もいらっしゃいます。

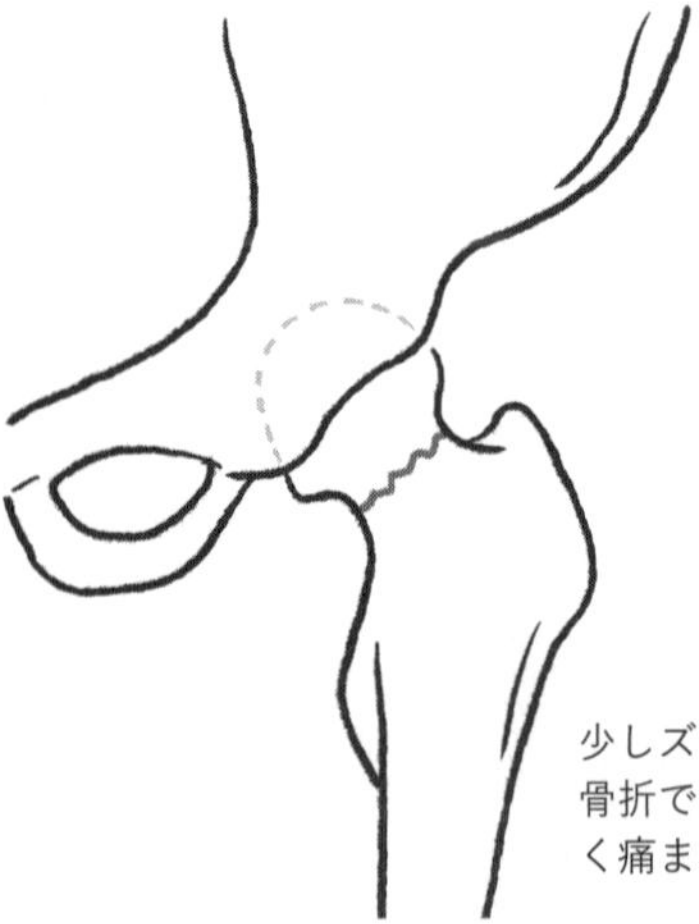
少しズレたぐらいの
骨折であれば、ひど
く痛まない場合も

ところが、**大腿骨頸部骨折の場合、放置していると数年後には骨折部が壊死してくることが多い**のです。壊死した骨頭部などは、なくなって陥没するため、そちらの脚だけ短くなってしまい、脚を引きずって歩くことになります。最後には激痛のため歩けなくなることもあります。

つまり、忍耐力で痛みを我慢してやり過ごしてきたとしても、最終的には手術を受けなければならなくなるのが、大腿骨頸部骨折です。

転んだあと、脚の付け根が痛い気がする……。たとえ我慢できるものであったとしても、そうした痛みや違和感は放置せずに、どうか病院を受診してください。

ところで、たとえば肋骨の骨折などではよほどの重傷でない限り、手術をしないでコルセットを着けて、骨が自然にくっつくのを待つのが一般的です。このような方法を保存療法といいます。

骨がくっつくのは、骨折によって傷ついた箇所を破骨細胞がきれいに始末したあと、そこに骨芽細胞がやってきて新しい骨を形成するためです。折れた骨は骨代謝によって修復・形成されて、元通りに回復するわけです。

ところが、大腿骨頸部骨折の場合、一般的には保存療法は行いません。大腿骨はミネラルの詰まった硬い皮質骨が50％以上を占めているため、骨代謝に長い時間がかかってしまうのと、大腿骨頸部を取り巻く豊富な血管が骨折時に切れてしまうため、骨が十分にくっつかない場合が多いからです。

対照的なのが尾骨。やわらかな海綿骨が大部分を占めているため、骨代謝が大腿骨の2～3倍も早いのです。そのため、極端な話、放っておいても勝手にくっついてくれます。

また、大腿骨の場合、たとえ時間をかけても結局、くっつかないことも少なくありません。そのため、痛みを感じたら早めに病院にかかることが重要なのです。

再発率は約30％…
だから骨を強くすることが重要

大腿骨骨折をしたとしても、入院して適切な手術とリハビリテーションを受ければ歩けるようになります。ただ、それで終わりではありません。本当の闘いはむしろ退院後といえるでしょう。

ショッキングな数字をご紹介すると、**骨粗鬆症に伴う脆弱性骨折（大腿骨骨折を**

含む）の再発率は、最後の骨折発生1年以内でおよそ30％にもおよびます。

脆弱性骨折の場合、手術を受けて、つらいリハビリもやり遂げて、やっと歩けるようになったというのに、その3人に1人がわずか1年以内のうちに、転倒などにより再び大腿骨を折ってしまうのです。

整形外科の手術は、よく大工さんの仕事にたとえられます。折れた骨をボルトでつなげたり、折れた部分を切除してインプラントをはめ込んだりするのが、トンカチ作業に似ているためです。

しかし、骨に関しては、このような「大工仕事」ももちろんですが、そのあとのケアもまた重要です。たとえていうなら、きれいに建て直した家（骨）を、掃除したり手入れしたりして、家（骨）をよい状態に保つことも重要なのです。

そもそも大腿骨骨折が起きたのは、骨粗鬆症などで骨が弱くなっていたからです。弱った骨を強くしない限り、再び骨折してしまう確率がとても高いのです。実際、右脚の大腿骨骨折を起こして手術を受け、そのおよそ1年後に今度は左脚の大腿骨を骨折して手術を受け、さらに左脚の大腿骨、インプラントの入った周囲を骨折してまた手術を受けたといったケースもあります。

二度と大腿骨骨折を起こさないためにも、そして、寝たきりにならないためにも、骨太体操と骨を元気にする食事を続け、薬物治療を取り入れることが大切なのです。

さらにいえば、**骨折を起こす前に体操と食事による骨活を行い、骨を丈夫にしておくことが大切**でしょう。

圧迫骨折はいつの間にか始まり、いつの間にか悪化する

大腿骨骨折とともに寝たきりのリスクが高いのが、背骨の圧迫骨折です。

その発生件数は大腿骨骨折よりも圧倒的に多く、わが国における大腿骨骨折の1

年間の発生数がおよそ22万人に対して、圧迫骨折は倍以上の48万人にもおよぶと推測されています。

交通事故や重いものが落下して背中を直撃したといった例外をのぞけば、圧迫骨折の原因もまた骨粗鬆症によるところが大きいのです。加齢とともに骨粗鬆症が増えるように、圧迫骨折を起こす人数もまた加齢とともに増加の一途をたどります。とくに女性の場合、70代では、30～40％の方々が圧迫骨折を起こすといわれています。

70歳以降の女性たちの実に3人に1人以上、多く見積もれば2・5人に1人が、残りの人生で一度は圧迫骨折を発症する計算です。「自分だけは圧迫骨折とは無縁」などとは到底、思えないでしょう。女性に多いとはいえ、男性でも60歳以降は骨粗鬆症を発症する人が増加しますので安心はできません。

では、背骨の圧迫骨折とはどのような骨折なのでしょう。

医学用語では背骨を脊椎といい、その1つひとつの骨を椎骨とよびます。

脊椎は、1つひとつの椎骨が首からお尻あたりまで積み木のように重なって構成されています。首の頸椎が7個、背中の胸椎が12個、腰の腰椎が5個、骨盤の仙椎が5個、お尻の尾椎が3〜5個の、合計32〜34個の椎骨が連結して、脊椎を形づくっているのです。

これら椎骨が上下から圧迫されることによって、つぶれる形で折れるのが圧迫骨折です。

圧迫骨折は幸か不幸か、痛みなどの自覚症状があるのは30%ほどで、70%の人では痛くも痒くもありません。70%の自覚症状のない人の場合、いつの間にか始まって、いつの間にか進行し、悪化していきます。そのため、圧迫骨折は「いつの間にか骨折」ともよばれることはすでにお話ししたとおりです。

圧迫骨折の特徴は、その「連鎖性」です。つまり、1カ所で骨折が起きると、ド

脊椎の構造

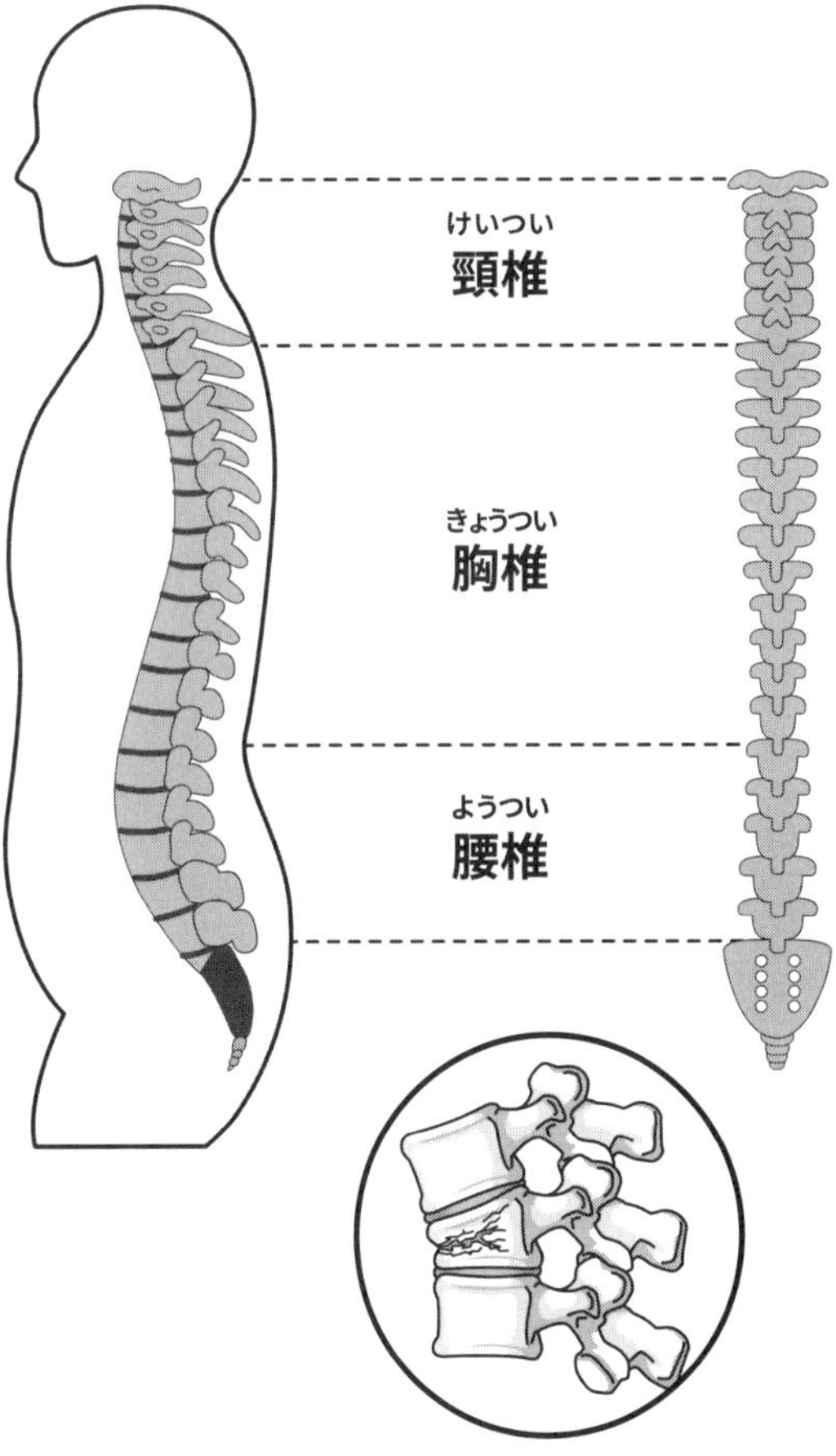

積み重なった
椎骨がつぶれて折れるのが、
圧迫骨折

ミノ倒しのように次々に連鎖していきます。たとえば、腰椎の5番目に圧迫骨折が起きると、隣の4番目、次に3番目というように順々に折れていくのです。

こうして次々に椎骨が折れていくにつれて、猫背になり、背中はしだいに体を支えられなくなっていき、その結果、立ったり、歩いたりするのも難しくなって、最終的には寝たきりになってしまうのです。

圧迫骨折の場合、自覚症状のあるケースが30％でした。もし、**あなたが腰痛や背中の痛みに悩まされているとしたら、圧迫骨折が原因の可能性があります。**圧迫骨折が起きやすい部位は胸椎と腰椎の境目あたりで、腰痛の原因になります。なんとなく腰のあたりがだるいなどの違和感を覚えるのは、圧迫骨折が起きているからかもしれません。

また、尻もちをついたり、転んだりした瞬間に圧迫骨折を起こす方もいます。骨が弱っているために、わずかな衝撃でも椎骨がつぶれてしまうのです。この場合は痛みを伴うことが多くなります。

自覚症状がなくて気づかないうちにドミノ倒しのように骨折をくり返していく……。ここに圧迫骨折のこわさがあるといえるでしょう。

姿勢が悪いのは骨折のせいかもしれません

多くの場合、自覚症状がないため、いつの間にか骨折ともいわれる圧迫骨折ですが、圧迫骨折を強く示唆するサインがいくつかあります。ここでは、代表的な2つをご紹介しましょう。

①身長が若い頃よりも3～4㎝以上低くなっていたり、背中が以前よりも目立って

丸くなっている

②壁に背中とお尻、かかとをつけて立ったときに、首が前方に浮いてしまって後頭部が壁につかない

高齢になれば猫背になるし、背中は丸くなるもの……。そう思っている方も少なくないでしょうが、それは圧迫骨折のサインかもしれません。

先に述べたサインに、1つでもあてはまるようなら、1日でも早く病院を訪れて検査を受けましょう。そして、圧迫骨折が判明したらすぐにでも治療を開始することです。

「痛くもないのに、病院など行きたくない」という方もいるかもしれませんが、圧迫骨折の疑いがあるのに、そのまま放置することは危険です。医療機関を受診せずに圧迫骨折を放置すれば、椎体（椎骨の一部）はどんどんつぶれていきます。一度つぶれた椎体は元に戻りません。今現在、痛みがなくても、悪化すれば痛みにおそわれるかもしれませんし、最終的には歩けなくなる可能性すらあります。

圧迫骨折のセルフチェック

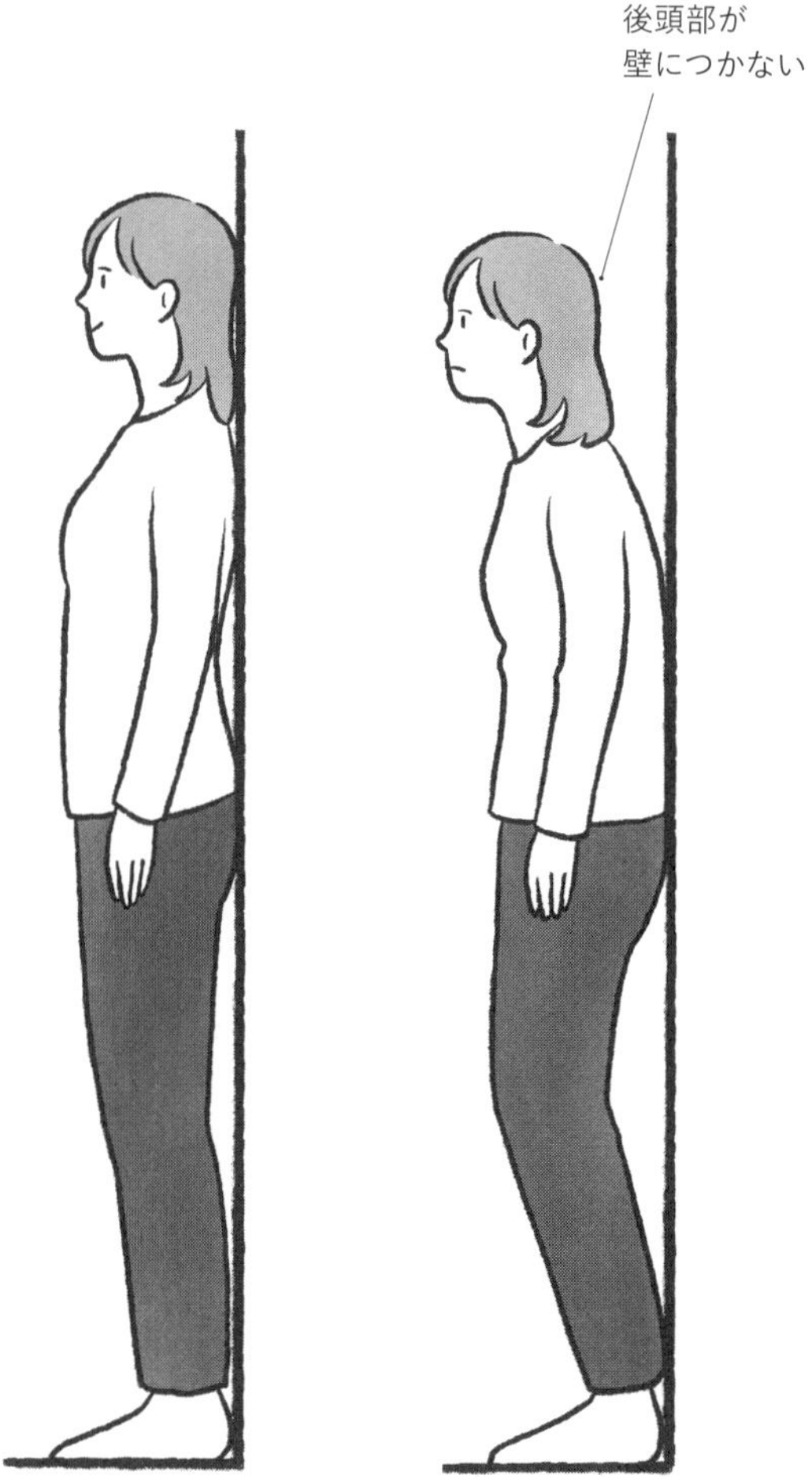

（通常）　（圧迫骨折）

しかも、圧迫骨折が進行すると、背骨だけでなく、体の他の部分にまで影響が波及します。

たとえば、圧迫骨折がひどくなるにつれて、どんどん背中が曲がってきます。すると、**バランスをとりづらくなるため、転倒しやすくなるのです**。圧迫骨折のある方はかなり高い確率で骨粗鬆症にかかっていますので、転べば大腿骨骨折を起こしやすいといえます。

さらに、折れた骨が脊髄の神経を圧迫することにより、脚に痛みやしびれ、麻痺などが現れることもめずらしくありません。**脚の痛みやしびれがひどくなると、歩行能力が著しく低下して、寝たきりになる危険性が高まります**。

それだけではありません。圧迫骨折が進み、背中が曲がって、前屈みの姿勢になると、肺も心臓も胃も常に圧迫された状態を強いられることになり、**肺活量は減少し、心臓の機能も胃の機能も低下します**。そして、それらの影響は肝臓や腸をはじめ、あらゆる臓器に波及していくのです。

また、**前屈みの姿勢が誤嚥性肺炎の引き金になる**こともよく知られています。前屈みの姿勢では喉の筋肉が収縮するので、食べたものが喉に詰まったり、その一部が肺のほうへ入り込んだりするため、誤嚥性肺炎を引き起こしやすくなるのです。

逆に、誤嚥性肺炎で入院した高齢の方は、圧迫骨折を疑ったほうがいいかもしれません。肺炎になる以前に実は圧迫骨折があって、それが原因で誤嚥性肺炎にかかってしまった可能性もあるからです。

圧迫骨折は、完治まで1年以上かかることも

もし、病院で圧迫骨折が判明したら、コルセットをつけて患部を固定することで、折れた骨がくっつくのを待ちます。皮質骨という硬い組織が50％以上を占める大腿骨とは違って、椎骨はやわらかな海綿骨のほうが多いため、固定して重力に抗することを避ければ、自然に骨がくっつきます。そのため、圧迫骨折では一般的に保存療法がとられるのです。

最初の2週間は、もっとも悪化しやすい時期で、上半身をひねったり、座っているだけでも上半身の重みで椎体（椎骨の一部）がつぶれます。コルセットは万能ではなく、骨折して2週間程度は安静にして寝ていないと、骨折は進みます。

折れている骨がさらにつぶれたり、隣の骨から順にドミノ骨折が起きやすいため、

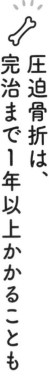

最初の2週間はトイレや食事のとき以外は、できるだけ寝ていることが必要です。

骨折してから2週間を過ぎた頃から、コルセットをつけたままで家の中をつたい歩きしたり、簡単な食事の支度をしたりといった日常生活を少しずつ取り戻せるようになります。

一般的には、骨折後2カ月ほどで痛みがとれて、3カ月ほどで骨がくっついて完治します。ただし、患者さんによっては完治するまで半年間、1年間かかることもあります。

圧迫骨折も脆弱性骨折であれば再発率が高い骨折です。**1年以内の再発率は、約30%にもおよびます**。圧迫骨折を一度起こしてしまった場合、今後二度と起こさないことが大切なのです。

コルセットによる保存療法で骨がくっついたとしても、それで終わりではありません。二度と骨折しないこと、そのためには、圧迫骨折が治ったあと、骨太体操と骨を元気にする食事による骨活が重要になるのです。

なお、コルセットによる保存療法は、折れた部分をくっつけることで連鎖的な骨折を防ぎ、これ以上、悪化させないためのもので、圧迫骨折によってつぶれてしまった椎体を元の形に戻すことはできません。

しかし、それを可能にするのが、ＢＫＰ手術（Baloon Kyphoplasty の略）。椎体形成術といわれるものです。つぶれた椎体に風船を入れて膨らませて隙間をつくり、骨セメントを詰めて骨折前の形に近づけるという方法です。椎体の安定化と痛みを和らげる治療方法です。

ＢＫＰ手術はすぐれた治療方法ではありますが、手術をして膨らませた骨が、脆い状態の隣の骨に負担をかけて、新たな骨折を招くことも知られています。医師と十分に相談して、納得したうえで手術を受けることが大切でしょう。

どんなに元気でも、骨密度検査を受けたほうがいい理由

骨粗鬆症にもいくつかのタイプがあり、中でも圧倒的に多いのが、閉経に伴う女性ホルモンの急激な減少によるもので、「**閉経後骨粗鬆症**」といいます。

日本人女性の閉経の平均年齢は50・5歳。この年齢を境にエストロゲンなどの女性ホルモンの分泌量が急カーブを描いて低下し、それに呼応するように骨量もガクンと減っていきます。

エストロゲンには破骨細胞の機能を抑制する働きがあり、女性の骨を守る役割をしています。ところが、閉経を境にエストロゲンの分泌量が急速に減っていくため、「重石」を失った破骨細胞が暴れだして、どんどん骨を壊していくのです。

破骨細胞は活性化するのに、骨を再生する骨芽細胞は活性化しない……。その結

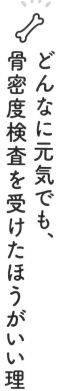

果、骨量は減少の一途をたどることになります。

男性も、60歳を過ぎる頃から男性ホルモンの分泌量が減っていき、更年期障害が起きます。その頃から、女性に比べればゆるやかではありますが、やはり、骨量の減少傾向がはっきりと現れてきます。

「骨粗鬆症？　女性の病気だろ」などと高をくくっている男性もある日、くしゃみしただけでポキンと肋骨が折れてしまう可能性もありますので、要注意です。

骨粗鬆症は多くの場合、自覚症状がほとんどありません。

そのため、骨折してはじめて自分が骨粗鬆症だったことを知るという人が大半なのです。大腿骨骨折や背骨の圧迫骨折を防ぎたければ、そして、寝たきりになりたくなければ、骨粗鬆症を少しでも早く見つけて、少しでも早く治療を始めて、少しでも早く骨密度や骨質の低下を食い止めておくことがとても重要なのです。

自覚症状のない骨粗鬆症を見つけるには、大きくわけて2つ方法があります。1つめは、**骨密度検査**です。この検査を受ければ骨粗鬆症かどうか診断できます。2つめは、**若いころと比べて身長低下が3～4㎝以上あり、なおかつ、背骨のレントゲン撮影で圧迫骨折（脆弱性骨折）があるか**です。身長低下の原因には老化に伴う変形性脊椎症や変性側弯症もありますから、骨粗鬆症に伴う圧迫骨折と区別する必要があるため、レントゲン撮影で確認する必要があるのです。

女性は50歳を過ぎたら、男性は60歳を過ぎたら、どんなに元気な方でも、骨密度の検診を受けるとよいでしょう。

また、骨粗鬆症の要因として、遺伝的な要素も無視できません。女性で、母や祖母、姉妹に大腿骨骨折や圧迫骨折を経験している方がいる場合や骨密度検査で低値を示している方がいる場合は、どんなに若くても骨密度検査を受けるとよいでしょう。骨粗鬆症の早期発見と早期対策は、その方の10年後、20年後の骨の状態に大きく影響します。なお、妊娠中の女性は、へその緒を通じて赤ちゃんへカルシウムが運ばれるために、やはり骨粗鬆症にかかりやすくなります。また、前述したように骨粗鬆症には遺伝的な要因もあり、母親や姉妹の方で脆弱性骨折をしたことのある妊娠中の女性はとくに注意が必要です。

さらに、小柄でやせている方は骨にかかる負荷や刺激が少ないため、骨粗鬆症のリスクが高くなります。骨が強くなるにはある程度の刺激が必要だからです。

では、太っていればいいかといえば、そうではありません。太っている方でも、実は骨粗鬆症の方がいます。脂肪量が多く、筋肉量が少ない方は骨粗鬆症にかかりやすいことが私たちの研究で明らかになっています。脂肪から分泌されるアディポサイトカインという物質が骨粗鬆症と深い関係があるのです。脂肪が多いと骨折しやすく、筋肉が多いと骨折しづらいということもわかっているので、そういった意味でも適度な運動をして骨や筋肉を丈夫にすることが重要なのです。

骨密度検査をより効果的なものにするために

いざ、骨密度の検査をするときに、注意していただきたいことがあります。**検査の方法と解釈によっては、検査の意味が少なくなってしまうこともある**からです。せっかく検査をするのなら、できるだけ効果的にやりたいものですね。

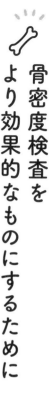

覚えておいていただきたいことは、**「骨密度は3カ所で測るのが望ましい」**ということ。

できれば、左右の大腿骨両方とさらに腰椎部の3カ所を測っていただきたいと思います。私も1年に1回は骨密度の検査をしますが、大腿骨は必ず左右とも、そして腰椎も測定します。大腿骨は左右で骨密度がかなり違っているケースがめずらしくないため、両大腿骨ともに測定するとよりよいでしょう。

人間の体が完全に左右対称になっていることは少なく、たいていはどちらかに偏りがあります。

日々の生活によっても偏りは生じ、たとえば、片方の手で重たい荷物を持つクセがあったりすると、左右の大腿骨の骨量にも差が生じやすくなります。

人によっては左右で20％も骨量が違うことがあります。実際、片方の大腿骨を測ったら、とてもよい数値が出たので治療しないでいたら、反対の大腿骨を骨折してしまったという方もいらっしゃるのです。

ですから、**個人的には、腰椎1カ所、大腿骨左右2カ所の合計3カ所の測定を推奨しています**。実は、現在の日本骨粗鬆症学会のガイドラインでは、大腿骨は左右どちらか一方の測定でよいことになっていますが、私たちのチームでは、両方の大腿骨を測定すべきだという論文を発表しています。

ただ、健康保険の適用は左右どちらかの大腿骨1カ所の測定のみですので、3カ

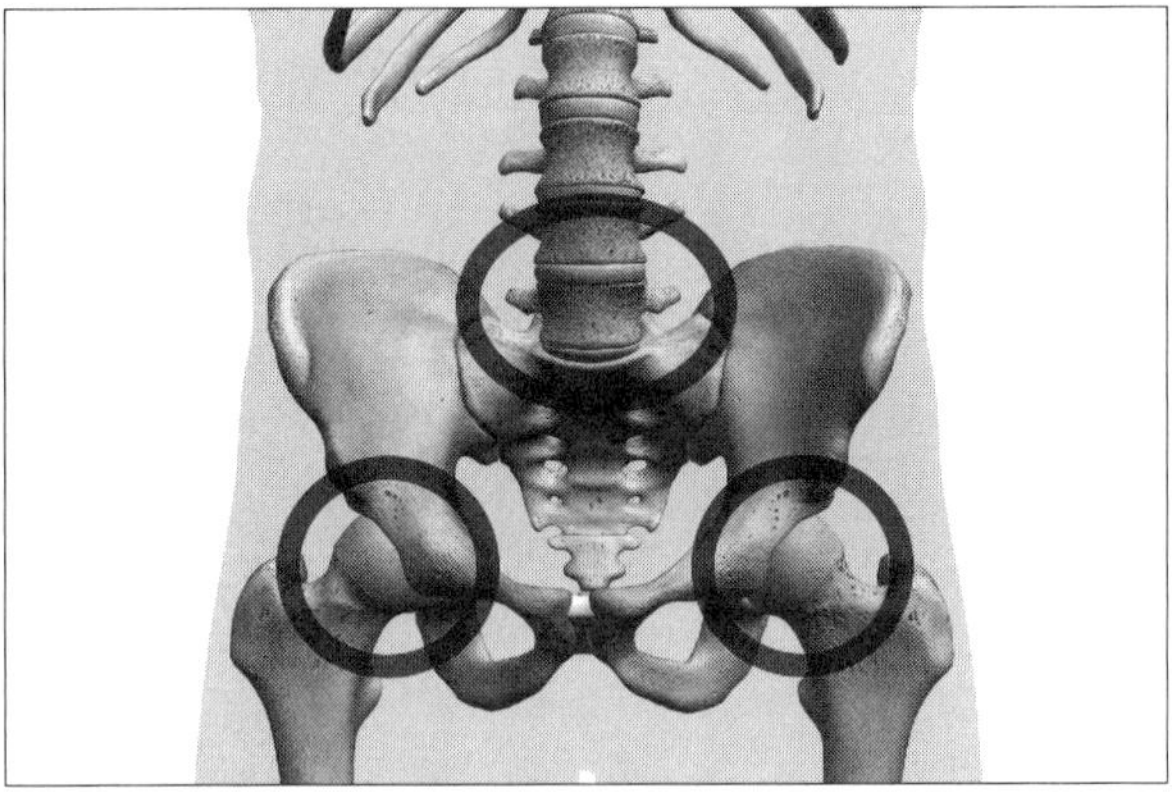

骨密度は腰椎1カ所、大腿骨左右2カ所の合計3カ所で測るのが望ましい

所は保険の対象外。その分を病院、または個人が負担することになりますので、なかなか難しい面もありますが……。

もし、骨密度検査の結果から骨粗鬆症でないことがわかったとしても、医師の指示にしたがって、その後も定期的に骨密度検査を行いましょう。

骨を強化するためには、骨太体操と骨を元気にする食事の2つが重要になりますが、筋肉とは違って、その成果が目に見える形では現れにくいのが、骨活の難しさです。でも、たった1つ、モチベーションを上げられる方法があるとしたら、それが定期的な骨密度検査なのです。

検査のたびに骨密度が上がり、数値という目に見える成果を前にすれば、がんばろうという気持ちにもなり、張り合いも出るというものです。

骨量を増やそうと、気持ちを奮い立たせてくれる骨密度検査。高齢の方はとくに、血圧やコレステロール値などの定期検診時に、骨密度検査という項目をぜひ加えていただきたいですね。

第4章

折れない骨をつくる健康習慣

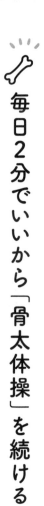

毎日2分でいいから「骨太体操」を続ける

ここからは、骨を強くするために大事な習慣や考え方をお話ししていきます。

まず、最初にお伝えしたいのが、「骨太体操の継続」です。48〜51ページで紹介した体操を1日2〜3分でもいいので継続してみてください。

- **テレビや動画を見るときに、必ず行う**
- **ベッドや布団に入る前の習慣にする**
- **スーパーでレジ待ちの列に並んだときにやってみる**

など、「このタイミングで必ず運動をしよう」と決めれば、自動的に体操を継続できるようになるはずです。

骨粗鬆症は圧倒的に女性に多い病気です。ただ、男性だからといって安心はできません。骨粗鬆症の約4分の1は男性で占められており、男性も60代以降は男性ホルモンの減少などに伴って骨粗鬆症が徐々に増えてくるからです。

実際、「腰が痛くて……」と病院を訪れる男性の患者さんの中には、骨粗鬆症による圧迫骨折が原因で腰痛を起こしている方も少なくありません。

「骨粗鬆症ですね、圧迫骨折ですよ」とお伝えすると、たいていの男性が「俺が骨粗鬆症？　圧迫骨折？」とひどくショックを受けておられます。**高齢男性が大腿骨骨折を起こして寝たきりになったときの死亡率は、女性の約3倍といわれています。**男性は骨折しづらい代わりに、骨折すると大きな代償を支払うことになるのです。

最近は、ジムなどで体を鍛えている高齢の方も多くいらっしゃいます。

そのような方々は、「私は運動をしているから、骨粗鬆症とは無縁だ」と自信を持っていらっしゃるかもしれません。

しかし、たとえ自慢したくなるような筋骨隆々の体に鍛え上げたとしても、骨粗鬆症にかからないという保証はありません。

たとえば、水泳選手は逆三角形の美しく力強い肉体をしていますが、案外、骨密度が高くなく、また、自転車競技の選手もやはり骨密度が高くないことがあります。

なぜでしょう。

骨は刺激を受けることではじめて強く、丈夫になります。ところが水泳や自転車という競技では、大地を踏みしめて立ち、歩くことをしないために、骨が大地からの衝撃を受けることが少ないのです。水泳や自転車はとてもよい運動なのですが、**骨への刺激が少ない状態で、毎日何時間も練習しても、骨自体は強くなりにくいの**です。

宇宙飛行士の多くは、骨量をかなり減らした状態で地球へ帰ってきます。これも、無重力状態で過ごしたために骨への刺激が少なかったことが原因といえます。

もちろん、水泳や自転車漕ぎはとてもよい有酸素運動になりますので、定期的に泳いだり、エアロバイクを漕いだりするのは、健康増進にはもってこいでしょう。しかし、こと骨に関していえば、骨への刺激が少ない有酸素運動では、骨密度は決して高められないのです。

では、筋トレはどうでしょう。骨格筋は骨を動かすための筋肉で、骨に付着しています。筋トレで筋肉を動かせば、骨も同時に動かされて骨の強化につながるのではないかと思われるかもしれません。しかし、**骨に負荷がかかるような筋トレを行わなければ、骨密度は上がりにくいでしょう**。

「男だから」「泳いでいるから」「筋トレしているから」自分だけは骨粗鬆症にはならない、と高をくくっているとしたら、大間違い。だからこそ、毎日、骨太体操を続けることが重要なのです。

過度な紫外線対策をやめる

カルシウムが骨へ吸収されるのを助ける栄養素が、ビタミンDです。骨を健康に保つには、カルシウムだけではなく、ビタミンDとビタミンK（カルシウムを骨に定着させる）の摂取が欠かせません。

ビタミンDには、他のビタミン類にはない特徴があります。食品からの摂取だけではなく、紫外線を浴びることでもつくられる点です。

皮膚にある7－デヒドロコレステロールという物質が紫外線を浴びることにより、ビタミンDの前駆体に変化して、最終的にビタミンDとなって肝臓に貯蔵されるのです。**紫外線は食品に勝るとも劣らない重要なビタミンD源といえる**でしょう。

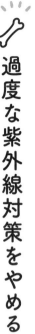

ところが、紫外線がシワやシミ、たるみをつくる元凶だとされて、現在、多くの女性たちが徹底した紫外線対策を行っています。12〜18歳の女子の89・8%がビタミンD欠乏状態に陥っているのも、この過剰な紫外線対策が関係しているといえるでしょう。

最近、20〜30代の若い女性の間で高齢者のような骨粗鬆症が急激に増えています。その原因は、極端なスリム志向による無理なダイエットとともに、美肌と美白のためのいきすぎた紫外線対策によるビタミンD欠乏です。

日本の女性は紫外線に対して過敏な傾向にあるようです。外出時には日焼け止めをぬり、サングラスにフェイスカバーをつけ、日傘や帽子でガードして、腕までアームカバーで覆う念の入れようです。

窓ガラスから差し込む紫外線さえ避けようとする女性も少なくなく、また、多くの女性たちがゴミを出したり洗濯物を干したりするわずかな時間も、紫外線カット効果のある乳液などをぬって、「うっかり日焼け」を防いでいます。

けれど、高齢の方では、年齢とともに消化管からのビタミンDの吸収率が低下していますし、皮膚でのビタミンDの生成能力も低下しているのです。**骨を守るためには、若い人以上に干しシイタケやサケなどをしっかり食べるのと同時に、紫外線をきちんと浴びることも重要**になります。

とはいえ、できればシミをつくりたくないという女性の方たちの気持ちもわかります。そこで、肌を守りながら、なおかつ、必要な量のビタミンDをつくるためには、どのくらいの時間、紫外線を浴びればよいのでしょうか。

紫外線の強さや量は地域や季節、1日のうちの時間帯、天気などによって大幅に異なります。左の表は、国立研究開発法人国立環境研究所地球環境研究センターのデータを元に全国4地域の8月上旬の正午における紫外線量の目安を示したものになります。

たとえば、横浜ではビタミンD生成のために必要な紫外線照射時間は8分、日焼けが始まるまでの照射時間は25分です（肌の露出面積が600㎠のとき）。あくま

8月上旬正午の紫外線照射時間の目安

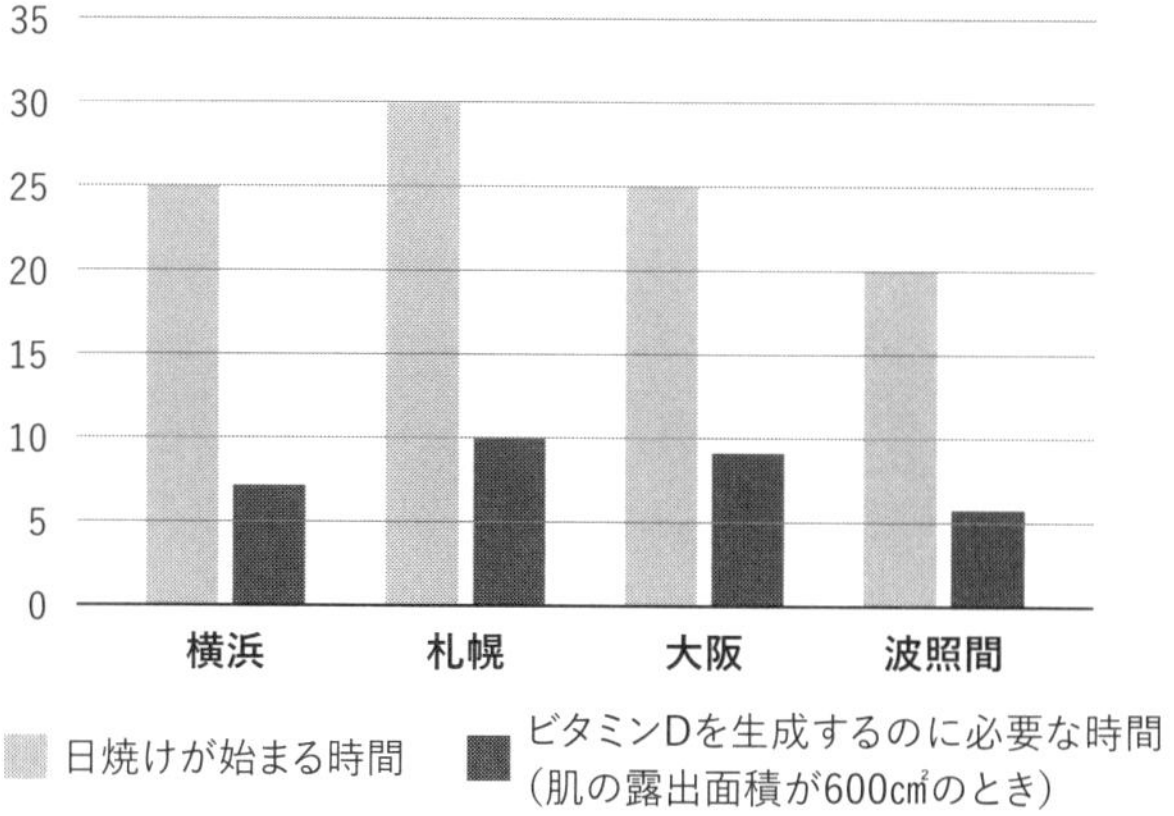

「ビタミンD生成·紅斑紫外線量情報」(国立研究開発法人 国立環境研究所 地球環境研究センター)を元に作成

でこれは8月の横浜での目安になりますが、8分以上、25分以内であれば、骨に必要なビタミンDが得られて、日焼けを最小限に抑えることが可能になります。この数字を見ても、洗濯物を数枚干したり、ゴミを出したり、近所に回覧板を届けたりする程度の時間なら、過度に紫外線対策をしなくてもよさそうです。

そういった時間さえ徹底的に紫外線を排除していては、日光を浴びる時間が短くなりすぎてしまい、ビタミンD不足による骨粗鬆症や脆弱性骨折を起こす危険性が一気に高まります。

それでもやはりシミが気になるというなら、顔だけ日焼け止めや日傘などで完璧にガードしたうえで、腕や脚はできるだけ日光を浴びるようにしましょう。明るい陽射しを浴びると、元気が出ます。これも太陽の恵みです。

バランスがとれた食事＋3つの栄養素を心がける

骨を強くするためには、骨の「材料」を外から体に取り入れる必要があります。外から取り入れる骨の材料とは、とりもなおさず、食事から摂取される栄養素の数々のこと。第1章で紹介したカルシウム、ビタミンD、ビタミンKの3つが骨にとってもっとも重要な栄養素です。

それらが不足していては、体操によって活性化できた骨芽細胞も、元気な骨をつくりだすことができません。ただ、残念ながらこの3つの栄養素だけとっていればよいというわけではありません。

骨の強度には骨量だけでなく、骨質も関係していました。

骨質が低下して、骨の鉄筋部分や部品の架橋のコラーゲンが錆びついていれば、たとえ骨量が増えても、骨粗鬆症を予防、改善することはできません。

骨質を高めるには、栄養のバランスがとれた食生活を心がけること。

そのためには肉や魚、野菜、穀類などをまんべんなくとることが重要です。そして、バランスのとれた食事をきちんとしたうえで、それにプラス、骨密度を高める食品を多くとるのです。

つまり、

「栄養バランスのとれた食事＋骨密度を高める食品＝骨の質量ともに高める食生活」

が、骨の強化、ひいては全身の健康状態を高めることにもつながるのです。

骨代謝によって新しい骨がつくられるサイクルは3カ月ほどでした。栄養バランスが整い、骨を元気にする食品をとるという食生活を、最低でもまずは3カ月間を目標に続けてみましょう。

骨を元気にする栄養素は52ページからまとめているので、参考にしてください。

なお、骨に関しては、個人的にはサプリメントの服用は推奨していません。アメリカでは現在、脆弱性骨折が横ばいから減少傾向にあります。おそらく、カルシウムなどのサプリメントを飲む人が増えたためでしょう。しかし、カルシウムのサプリメントを3年間以上服用すると、一部の方で心血管系のイベント（心筋梗塞など）が2～3倍増えたというデータもあるのです。

骨が強くなって骨折しなくてすんだとしても、致死性が高く、寝たきりにもなりやすい心筋梗塞などの病気になっては元も子もありません。

そのような危険を冒してまでサプリメントを飲むよりも、毎日の食生活を見直して、骨太体操を続けることのほうがはるかに安全ですし、しかも、十分な効果が期待できます。

肉・魚と野菜を多めにとってみる

１４９ページで骨質の劣化を防ぐには「栄養バランスのとれた食事」が重要とお伝えしましたが、そのためには、何をどのように食べればよいのでしょう。

エネルギー源となる3大栄養素として、タンパク質、脂質、炭水化物、そして、3大栄養素の機能を調節するビタミン・ミネラルのすべてについて必要な量をまんべんなくとることが大切です。

骨質を改善するためには、とくにタンパク質をしっかりとることが重要になりま

す。

骨粱や架橋はコラーゲンというタンパク質でできているため、タンパク質は骨質を高めるのに欠かせない栄養素なのです。

しかし、昨今、タンパク質が不足している高齢の方が多いようです。いっとき粗食をよしとする言説が広まったことが影響しているのかもしれませんが、タンパク質は骨質の改善ばかりでなく、筋肉や臓器、皮膚などをつくる栄養素でもあります。骨質のためにも、健康な体のためにも、タンパク質を豊富に含んだ肉や魚、卵、牛乳、大豆製品などをしっかり食べるようにしましょう。

厚生労働省は65歳以上のタンパク質の1日の摂取量として、男性60g、女性50gを推奨しています。肉や魚に換算すると、1日約250〜300gに相当します。肉や魚以外に大豆や牛乳、卵なども食べれば、1日に50〜60gのタンパク質を摂取することになりますので、さほど難しくないかもしれません。

これらのタンパク質は、なるべく3食均等にとることが大切です。

また、日本人はビタミン・ミネラルも不足しがちです。ビタミン・ミネラルといえば、野菜。1日350g以上を目安に、色とりどりの野菜をたっぷりとりましょう。

今は、食べたものを記録すると「どのような栄養がとれたか」がわかるアプリもあります。そういったものを活用してもいいですが、バランスよく食べることを毎日きちんと継続するには、ある程度のおおらかさも必要になります。まずは、「肉・魚と野菜を多めにとること」を少し意識するところからはじめてみてください。それだけでも食事内容が変わってくるはずです。

ところで、骨粗鬆症に関して、ときおり熱心な患者さんに「カルシウム、ビタミンD、ビタミンKの他にとったほうがいい栄養素はありますか?」と聞かれます。そんなとき、私がお答えするのは、「亜鉛」です。

亜鉛は骨代謝にとって、よい方向に働きかけます。つまり、破骨細胞の働きを抑えて、骨芽細胞を活性化させる作用を持つことから、破骨細胞が元気になりすぎる閉経以降の女性には、とくに重要になるミネラルです。

亜鉛にはタンパク質やＤＮＡの合成を促して細胞を新しくする作用もあり、ガンから糖尿病まで、あらゆる病気の原因となる活性酸素を除去するという重要な役割も果たしています。また、亜鉛が体内からなくなると死んでしまいます。

つまり亜鉛は生命維持に必須なミネラルなのです。さらに**亜鉛には、骨密度を増やす作用があることを私たちは研究で明らかにしています。**

このようにさまざまな作用のある亜鉛ですが、日本人は全般的に不足気味です。骨を強く、丈夫にして骨折を防ぎたいのなら、高齢になるほど食事によって亜鉛をより多くとる工夫が必要になるでしょう。

亜鉛は肉や魚介に多く含まれており、野菜類には少量しか含まれていません。野菜中心のベジタリアンのような食生活では、間違いなく亜鉛不足に陥ってしまいます。野菜をたっぷりとりつつ、肉や魚介もきちんと食べることが亜鉛不足解消のコツとなります。

亜鉛をもっとも多く含んでいる食品がカキ（貝）。100gあたり14・0㎎という含有量は、他の食品を寄せつけません。成人男子の1日の平均摂取推奨量は11㎎、成人女性では9㎎ですから、カキを100g食べれば、1日の平均摂取推奨量を軽くクリアできます。牛乳のように多くの栄養素がバランスよく含まれているため、カキは「海のミルク」ともいわれ、亜鉛の他にも鉄分やビタミンB12、18種類ものアミノ酸を含むなど、栄養満点の食材なのです。

また、鉄分は、ビタミンDを活性化させることで、カルシウムの吸収を助けるという骨にとってはありがたい栄養素でもあります。

カキの半分以下とはいえ、ブタのレバーや牛肉の肩ロースの赤身部分も亜鉛を多く含みます。さらに少なくはなりますが、鶏のもも肉の皮付き、納豆、あまのりと焼きのり、えだまめ、切り干し大根なども亜鉛をたっぷり含んだ食品として覚えておきましょう。

いくら亜鉛の含有量が多くてもカキを毎日、食べ続けることは難しいですし、ましてや高価な牛肉の赤身などは特別な日のための食材といえるかもしれません。前述した鶏肉や納豆などをとりましょう。多くの品目をコツコツ積みあげることで、1日の必要量に届かせることは可能です。

「骨の毒になる食品」を避ける

骨を強くするための習慣にしてほしいことに、「**骨を弱くする食品を極力避けること**」があります。

牛乳や干しシイタケやひきわり納豆などを毎日、飲んだり食べたりしても、骨に悪さをする食品をとってしまうと、その効果は相殺されるどころか、場合によってはマイナスになりかねません。だからこそ、「骨を弱くする食品」を習慣的に避けていきましょう。

骨の毒になる代表的な成分といえば、防腐剤などに使用される**食品添加物、リン酸塩です**。インスタント食品や加工食品、清涼飲料水などに多く含まれ、また、市販の総菜や弁当、外食メニューなどでもリン酸塩を含んでいるものが少なくありません。

豆や肉などの食品にもリンは含まれています。それらが自然界に存在する有機リンなのに対して、リン酸塩は工場で化学的につくりだされた無機リン。自然界には存在しえない物質です。

このリン酸塩は骨にいくつもの害をおよぼします。

リン酸塩は、カルシウム吸収を阻害し、また、骨を錆びつかせて骨質を低下させます。しかも、骨からカルシウムを血液中へ放出させてしまうのです。

有機リンは肉や野菜、穀類など幅広い食品に含まれています。そのため、ふつうの食事をしていれば不足することはまずありません。

そこに、無機リンであるリン酸塩を含んだインスタント食品をとると、どうしてもリンのとりすぎになってしまいます。なぜならリン酸塩は、吸収率が約90％ときわめて高いからです。

リンをとりすぎるとどうなるか。

リンとカルシウムの割合は血液中で一定のバランスが保たれていますが、リンの摂取が多すぎると、血液中のリン濃度が上昇して、血液中のリンの量がカルシウムの量を上回ってしまいます。すると、体は血液中のカルシウムを増やすことで両者のバランスを保とうとし、骨にたくわえていたカルシウムを血液中へ向けて放出するのです。当然、骨はカルシウム不足に陥って、脆くなってしまいます。

このように、カルシウムの吸収を阻害し、骨を錆びつかせ、さらには、骨からカルシウムを抜きとるようなことまでするのが、リン酸塩なのです。

また、リン酸塩を含むインスタント食品や清涼飲料水などを食べたり、飲んだりすれば、それだけでお腹がいっぱいになって、骨のためになる「いい食品」が食べられなくなってしまう心配もありますし、そういった食品の多くは、一度口にすると、その味が忘れられなくなるという依存性を持っているので、ある意味危険です。

面倒なことは「徐行運転」から始める

栄養のバランスのとれた食事に、骨密度を上げる食品をプラスし、さらに、骨の毒となるような食品を避ける。このような食生活のためには、**自分で材料を選んで、自分で食事をつくることが必要**となります。

しかし、高齢の患者さんの中には、料理をつくるのが面倒くさくてたまらないとおっしゃる方が少なくありません。とくに、独り暮らしをしている方たちなどからは、「自分1人のためにつくるのでは張り合いがないから、適当にすませている」といった声も耳にして、妙に納得させられます。

何十年もの間、家族のために毎日、毎日、食事をつくってくれば、もういい加減、解放されたくなるのも無理はないでしょう。ましてや、独り暮らしで自分のためだけにつくるとなれば、適当にすませたくもなりますよね。

しかし、毎日のように、インスタント食品を食べたり、市販のお弁当や総菜ですますような食生活では、栄養のバランスがとれず、また、骨に必要なカルシウムやビタミンD、ビタミンK、亜鉛などの栄養素が不足してしまいます。すると、骨密度は減りつづけて、骨の錆びつきはひどくなるばかりです。

高齢の方たちがこのような食生活を続けていれば、大腿骨骨折か圧迫骨折を起こすのも時間の問題といっても過言ではないでしょう。

ずいぶん怖がらせてしまったかもしれません。

でも、今からでも遅すぎることはありません。食生活を改善していけば、骨はその努力に必ず報いてくれて、少しずつでも骨量を増やし、骨質を高められるのです。

まずはキッチンに立って包丁を持って、そして、ごく簡単な料理からつくってみましょう。

たとえば、**おでん**はいかがですか。ご家族のために、これまで何百回、何千回とつくってこられた方もいるはずですから、簡単ですよね。だし汁に調味料と具を入れて煮込めば終わり。このとき、骨に効く3大食品の1つ、ビタミンDの豊富な干しシイタケを足せば、それだけでもう立派な骨活メニューの出来上がりです。

また、1日のどこかで、牛乳を飲んで、ひきわり納豆を食べれば、骨密度を上げるカルシウムとビタミンKをきちんと摂取できます。

牛乳ならコップに入れて飲むだけですし、ひきわり納豆もカップ入りのものなら、カップの中でかき混ぜて、そのまま食べることもできますので、手間もかかりません。もちろん、納豆はしょうゆや薬味を足せば、より美味になりますが、面倒ならナシでもOK。

このような「徐行運転」から始めていきましょう。そうこうするうちに、料理をつくることの面倒くささや億劫さが少しずつ軽減されていき、気がついたら料理をつくることが習慣として生活に根づいていることでしょう。

料理づくりが習慣になると、生活にリズムが生まれます。

骨活は、日々の生活にメリハリを与え、生活のリズムを整えることで心身を活気づけて、笑いと幸せな時間を増やすことのできる活動にほかなりません。

日中は体を動かし、夜はたっぷり眠る

運動や食事とともに、強い骨をつくるために不可欠なのが睡眠です。睡眠中、とくに寝入りばなの深い眠りの時間帯に多くの成長ホルモンが分泌されて、骨代謝や

骨の修復が促されるのです。そのため、寝不足が続いたり、深い眠りが得られなかったりすれば、成長ホルモンが十分に分泌されずに、骨密度が低下したり骨粗鬆症にかかる危険性が高まってしまいます。

実際、睡眠不足が骨の健康を損なうことを示した研究もなされています。閉経後の女性1万1084人を対象にした睡眠と骨の関係に関する研究によると、**1日の平均睡眠時間が5時間以下のグループは7時間以上のグループに比べて大腿骨や脊椎の骨密度値が低く、骨粗鬆症の発症率も高くなっていた**のです。

骨を強く保つためには十分な睡眠時間と、そして、成長ホルモンの分泌のための深い眠りが必要になります。ところが、高齢になるにつれ、体内時計が変化したり、睡眠に関わるホルモンの分泌が減ることなどが原因で、寝付きが悪くなったり、あるいは、眠りが浅くなるために夜中に何回もトイレに起きたり、朝早く目が覚めたりすることも増えてきます。

質のよい睡眠をたっぷりとるにはどうしたらよいのでしょう。

大切なのは、日中に体をしっかり動かすなど活動的に過ごすことです。

適度な疲労感が入眠を助けてくれます。日光を十分に浴びることも重要です。日光にはセロトニンというホルモンの分泌を促す働きがあり、そして、セロトニンには覚醒から睡眠へと切り替えて自然な眠りにさそう作用があるのです。

また、早朝に目が覚めたとき、二度寝ができそうもなければ、さっさと起き出して活動を始めるとよいでしょう。そのほうが夜、眠りやすくなるはず。

なお、昼寝は30分を限度にします。それ以上長くなると、夜、眠れなくなったり、眠りが浅くなったりしますので。

「笑い」と「人との交流」を大切に

最後まで自分の脚で歩いて元気に過ごすために、**骨活とともに重要なのが、活気に満ちた精神状態を保つことです**。骨を強くする習慣と少し異なりますが、ここで説明していきましょう。まず、笑いについて。

笑うと、ナチュラルキラー細胞という免疫細胞が活性化されて、ガン細胞やウイルス感染細胞などを攻撃することがわかっています。また、脳から幸せホルモンのエンドルフィンや、痛みや不安を和らげるドーパミン、愛情ホルモンのオキシトシンなどの神経伝達物質が分泌されるため、ストレスのないリラックスした状態がつくられ、病気の予防にもつながるのです。

子どもは1日平均400回も笑うのに対し、20代、30代の平均は15回だそうです。

70代ではもっと少なくなるでしょう。高齢になると、笑う機会がそもそも減ってしまうのかもしれません。コメディ映画を観たり、人と会っておしゃべりを楽しむなど、生活に笑いを取り込む工夫を意識的にしていただきたいですね。

笑いとともに、もう1つ心がけたいのが人との交流。とにかく誰かと会って一緒におしゃべりしたり、食事をしたり、運動をしたりしていただきたいのです。

人間は社会的動物。人と関わることで心が弾み、喜びを感じ、ときに高揚感を覚えますし、人と会うことで脳も活性化されます。社会的動物である人間にとって、人とつながり、交流することは欠かせないのです。

しかし、70代以降、仕事をリタイアして、人と接する機会がめっきり減ってしまう方も少なくありません。家に閉じこもってばかりいると、骨が脆くなり、足腰も弱るばかりでなく、気分がふさいで老人性のウツ病を発症したり、多くの場合、認知機能の低下も見られます。

もちろん、人づき合いが苦手で独りでいるほうが気が楽だし、楽しいという方もいらっしゃるでしょう。確かに人とのつき合いには煩わしさがつきものですし、ストレスになることも多々あります。しかし、それでもわれわれ人間は、人を求めずにはいられない存在なのだと思います。人づき合いが苦手という方も、心の健康のために、そして、健康寿命を延ばすために、思いきって一歩踏み出して、人と接する機会をつくってみてはいかがでしょう。

コミュニティセンター主催のサークルに参加するのも一つの手です。運動系から芸術系まで数多くのサークルが用意されていますので、あなたに合うものがきっと見つかるはず。また、古くからの友だちと会って、ランチを食べながらおしゃべりをすれば、寂しさも和らぎ、日頃の鬱憤《うっぷん》も晴れるかもしれません。

ボランティアもおすすめ。地域の人たちの役に立ちながら、新しい仲間との交流も生まれます。老いや病気の不安から落ち込む日もあるかもしれません。そのような日こそ、人と会いましょう。たわいのないおしゃべりに興じれば、暗い気分が吹き飛んで、もう少しがんばって生きようという気持ちが湧いてくるはず。

第5章

ピンピンキラリを実現する6つの運動

体操とインターバル速歩で「ピンピンキラリ生活」を始めよう！

最後の章では、シニアの健康上の悩みを解消する体操とウォーキング法を合わせて6つ紹介します。紹介するものは大きく分けて、4種類です。

❶簡単に転ばないように足腰を鍛える

- 下半身の筋力アップ！ **インターバル速歩**…172ページ
- 脚全体の筋力を高める「**ゆるスクワット**」…174ページ
- 股関節の軟骨を増やす「**股関節ブラブラ体操**」…176ページ

❷膝痛を解消する

- 膝まわりと太ももを鍛錬する「**膝伸ばし体操**」…178ページ

❸肩こりも五十肩もまとめて解消する

- 肩と肩甲骨のまわりをやわらかくする「**肩甲骨やわらか体操**」…180ページ

❹指のしびれ・痛みを改善する

- 指の全関節を活性化する「**グーパー体操**」…182ページ

次のことに注意しながら、気になるものから始めてみてください。

1　ゆっくり行うこと。効果が高まり、痛みも出にくくなる
2　痛みを感じても、運動後すぐにおさまるようなら、続けてもOK
3　痛みが翌日まで続く場合は、3〜7日間休む。再開時はこれまでの半分ほどの回数から
4　息は止めない。呼吸をしながら行う
5　毎日続けること。最低でも週2回は行う
6　体調が悪い日はやらない

下半身の筋力アップ！　インターバル速歩

インターバル速歩は信州大学の能勢博 特任教授らが開発したウォーキング法です。「さっさか歩き（速歩き）」と「ゆっくり歩き」を3分間ずつ交互に5回以上くりかえすウォーキング法です。速歩きのときは、できるだけ大股でかかとから着地して歩くこと、さらに、1日30分のインターバル速歩を週4回以上続けることが推奨されています。

能勢先生らの研究では、このウォーキング法を行うと、筋力・持久力がそれぞれ10％ずつ上がり、高血圧、高血糖などの生活習慣病の病状が改善できたとの結果が得られています。

実は、このウォーキング法は筋力アップだけでなく、骨密度アップにも効果があるのです。その秘密は、歩き方にあります。速歩きのときに大股で歩いて、かかとから着地することで、骨に強い衝撃を与えることができるのです。そして、その刺激が大腿骨に伝わって大腿骨の骨量が増えると考えられます。

能勢先生らは、50歳以上の女性119名（平均年齢68歳）を対象に6カ月間のインターバル速歩トレーニングを行い、その前後で骨密度を測定しました。その結果、骨密度がトレーニング前に比べ、第2～第4腰椎で0・9％、大腿骨頭部で1・0％それぞれ有意に増加しました。年間の骨密度の平均低下率が腰椎で0・4％、大腿骨頭部で0・6％ですから、それぞれ骨年齢が2歳ほど若返ったことになります。

私の考案した「かかと落とし」と「おへそひっこみ体操」の2つの骨太体操に、1日30分、週4回以上のインターバル速歩を加えれば、大腿骨骨折と圧迫骨折を十分に予防できるでしょう。

目標
10回 × 3セット

脚全体の筋力を高める

ゆるスクワット

一般的なスクワットほど膝を深く曲げないため、
膝痛の人も痛みは感じにくいはず。
浅く膝を曲げるだけでも下半身の筋肉を鍛える効果は絶大。
転びにくい体づくりに最適。

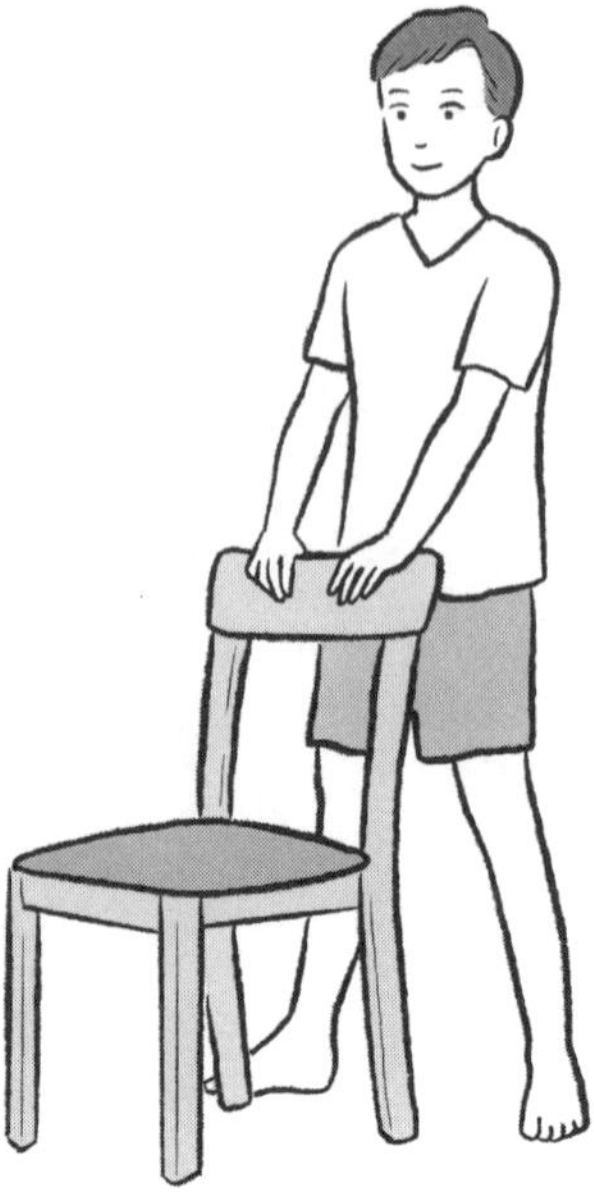

1 両足を肩幅より少し広めに開き、
椅子の背などをつかんで立つ。

POINT

- 腰を落とすときは、お尻を後ろに引くイメージで
- 膝を痛める可能性があるので、膝は90度まで曲げなくてOK

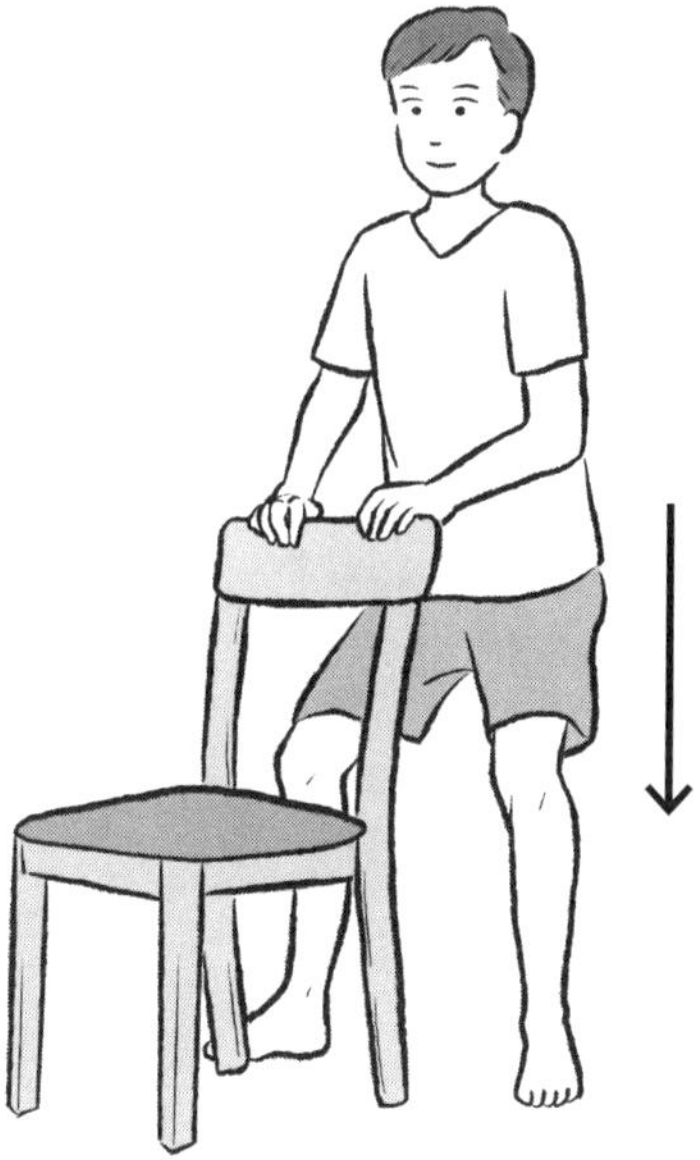

2 ゆっくりと膝を曲げて腰を落とし、ゆっくりと姿勢を元に戻す。

3 「腰を落とし、元に戻す」を10回ほどくり返す。10回を1セットとして、3セット行う。

目標
片脚につき2分30秒

股関節の軟骨を増やす

股関節ブラブラ体操

脚をブラブラさせるだけなのに股関節周囲の血流を高めて、股関節の軟骨まで増やせる。かたくなった股関節をゆるませて、痛みをやわらげる効果も。

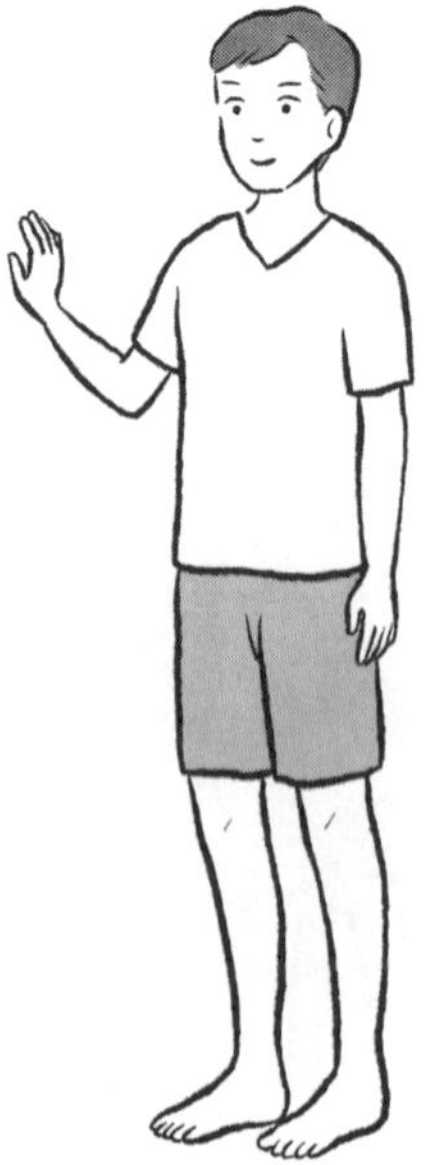

1 壁に手をつけて、背筋を伸ばし、お腹に力を入れて立つ。

POINT

●膝は曲げずに伸ばして行うこと

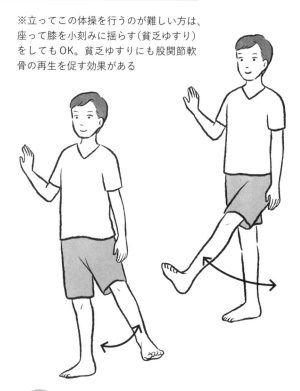

※立ってこの体操を行うのが難しい方は、座って膝を小刻みに揺らす(貧乏ゆすり)をしてもOK。貧乏ゆすりにも股関節軟骨の再生を促す効果がある

2 股関節を支点にして片脚を前後左右にブラブラと、約2分30秒間動かす。

3 反対側の脚についても同様に行う。①、②を1日1回行う。

目標
10回 × 3セット

膝まわりと太ももを鍛錬する

膝伸ばし体操

変形性膝関節症などで膝に痛みのある人には
とくにおすすめ。太ももや膝まわりの筋力が高まることで
膝への負担が軽減され、膝痛を防いで改善する効果が。

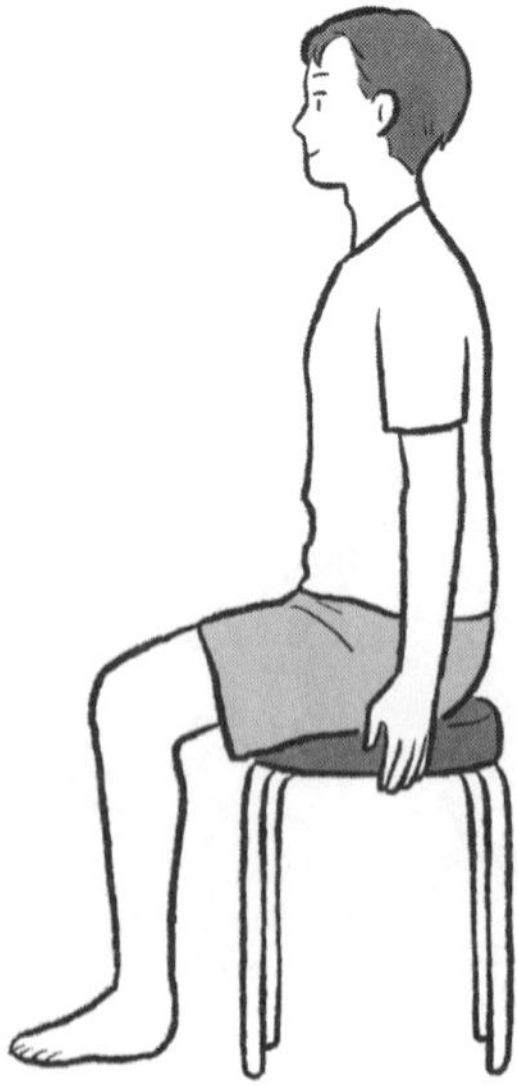

1 背筋を伸ばし、
膝下と太ももが直角になるように
椅子に座る。

POINT

- とにかくゆっくり上げて、ゆっくり下ろす。ゆっくり感が筋肉を鍛える
- お気に入りの歌を歌いながら、曲に合わせてやってみても

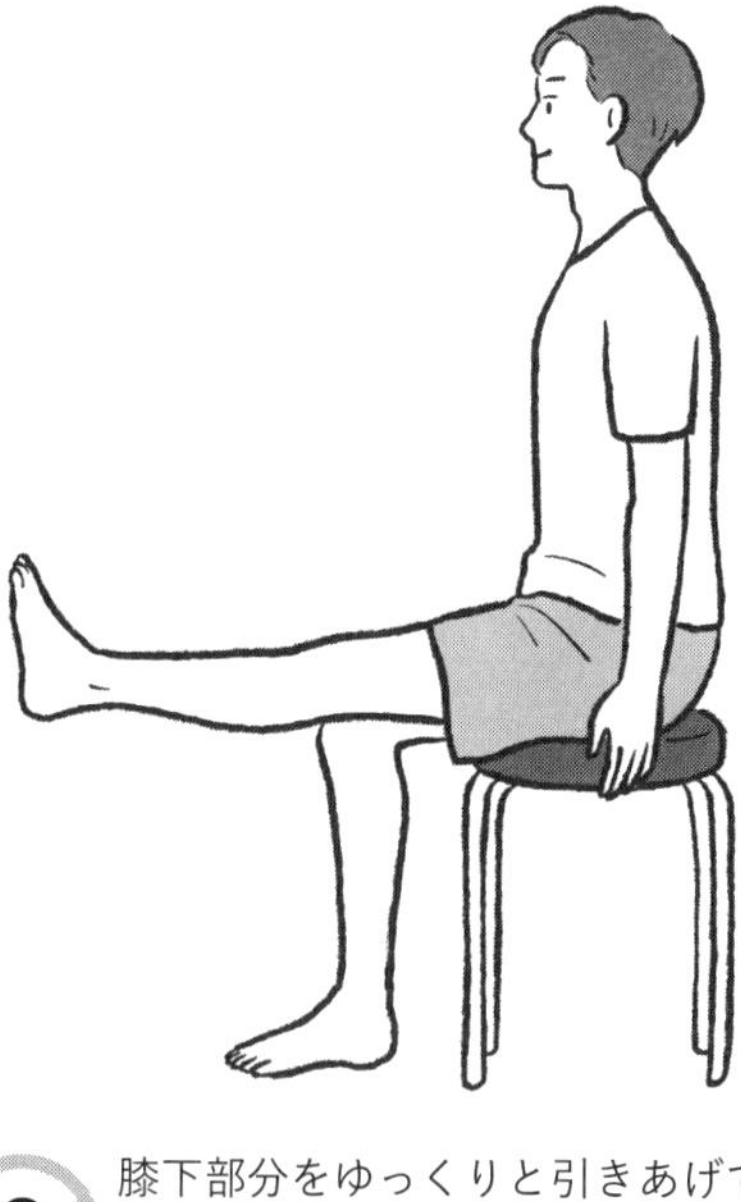

2 膝下部分をゆっくりと引きあげていき、
床と平行の高さまできたら、
足首を立ててそのまま4～5秒間キープ。
脚をゆっくりと下ろす。
反対の脚も同様に行う。

3 以上①、②を10回くり返して1セット。
1日3セット行う。

目標
20秒×4～5セット

肩と肩甲骨のまわりをやわらかくする

肩甲骨やわらか体操

肩こりは直らないもの、とあきらめないで。
肩まわりと肩甲骨を同時にほぐす体操で血流アップ。
肩こりも、そして、五十肩までもが解消される。

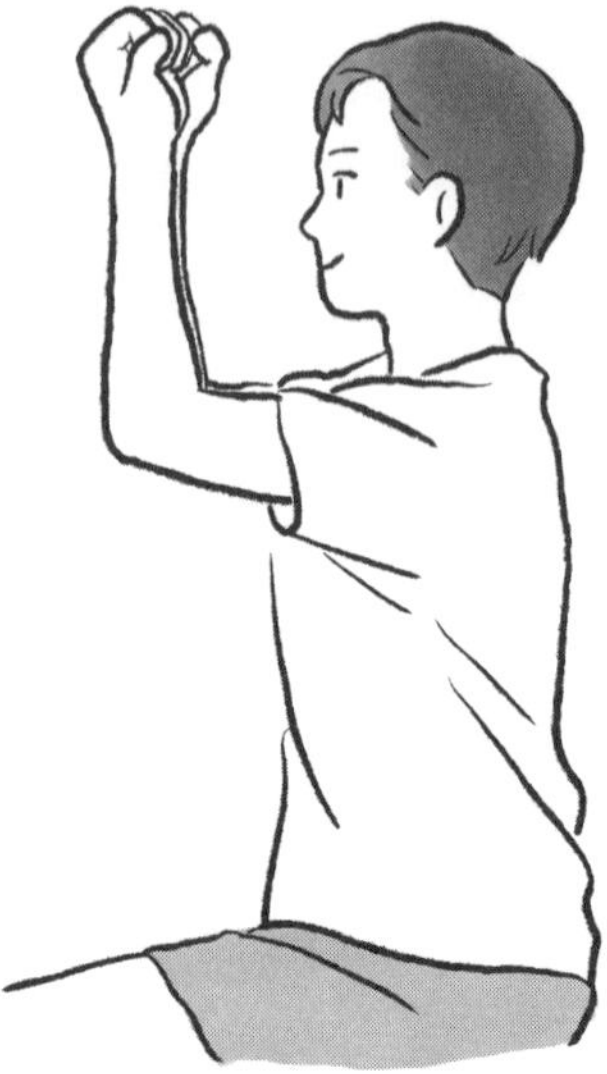

1 椅子に座り、
体の前で両肘と両手首をピタッと合わせる。
肘は90度の角度にする。

POINT

- 常に両肘と両手首をぴたっとくっつけ、上体はそらさない
- 鏡を見て、腕の角度が90度になっているか確かめてから行う

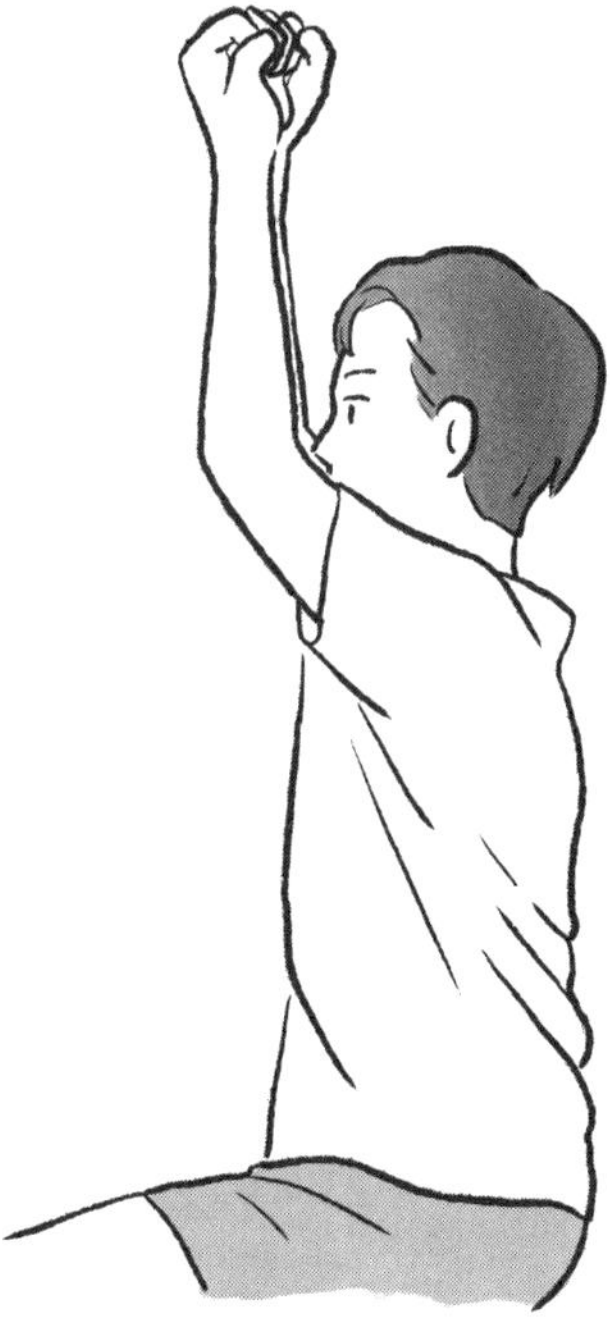

2 ①の体勢のままで腕をゆっくりと上げていく。限界まで上げたら20秒間キープ。

3 ①～②を1日4～5回行う。

指の全関節を活性化、バネ指、
ヘバーデン結節、リウマチに効く

目標
2セット

グーパー体操

シニアに多い指の悩み。
関節を曲げ伸ばしするこの体操で、
多くの患者さんが、
痛みやしびれから解放されています。

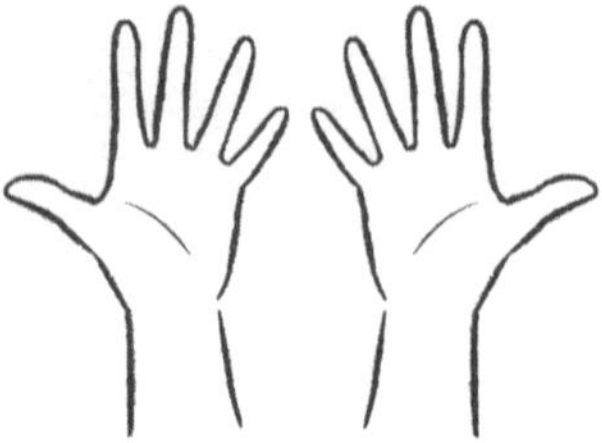

1 両手の指10本すべてを5秒間、思いきり広げる。

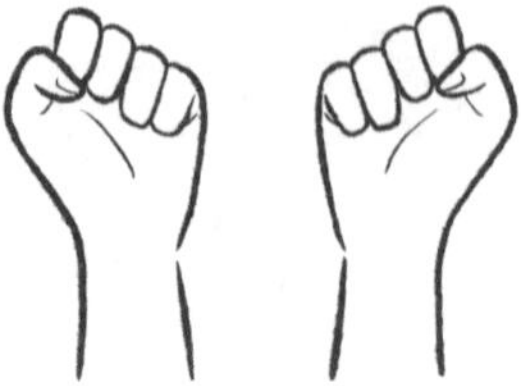

2 両手を5秒間、思いきり握りしめる。

POINT

● 順番は多少違っていてもOK。手のすべての関節をきちんと伸ばして、きちんと曲げることが大切

③

第1関節、第2関節は
まっすぐに伸ばしたまま、
第3関節から指を5秒間、
直角に曲げる。
親指はそのままで。

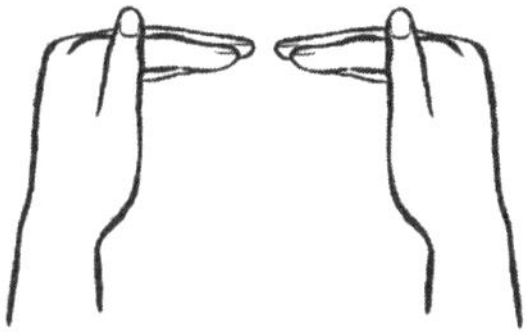

④

第3関節は伸ばしたままで、
第1関節と第2関節を
5秒間、思いきり曲げる。

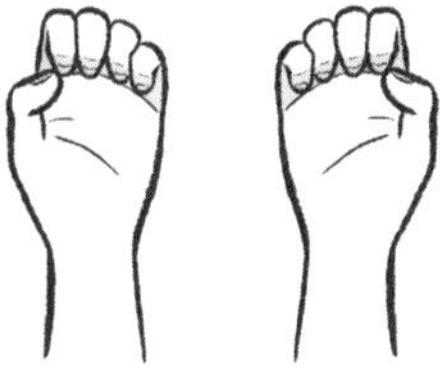

⑤

両手の指10本すべてを
力いっぱい広げる。
以上①～⑤を
1セットとして、
1日最低2セット行う。

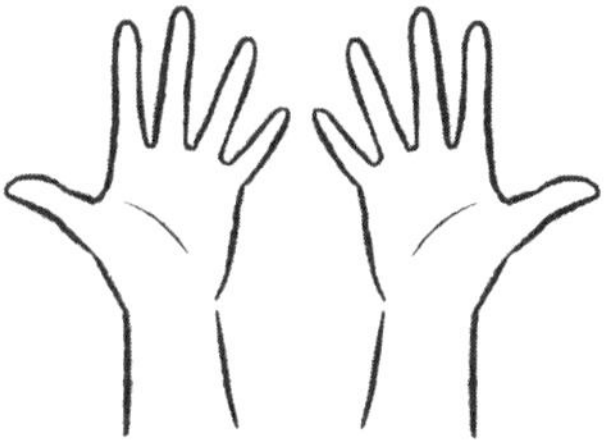

おわりに

「人生100年時代」がいよいよ現実化しつつあります。100歳になっても、身のまわりの最低限のことは自分でできて、ときには知人や友人たちと会って、おしゃべりして、冗談のひとつもいいあうような毎日が過ごせれば、素敵ですよね。

100歳になっても元気に日々を過ごすためには、骨の若返りが不可欠です。骨は体全体を支える土台。土台がしっかりしていてはじめて、人間は自らの体を支えて立ち、歩くことができ、さまざまな活動も可能になります。100歳になっても若い骨でいられることが、立って歩いて、活動するための絶対条件なのです。

若い骨を保つのに欠かせないのが、適切な運動と栄養摂取、つまり、骨太体操と骨を元気にする食事でした。

骨を丈夫にするためには、60％が医療、残りの40％として適切な運動と栄養摂取が必要です。病院で処方される薬や注射だけでは、骨を強化し丈夫に保つには不十分であり、このことからも、毎日の運動と栄養摂取がいかに重要かがわかっていただけるでしょう。

5分でも10分でもいいので、毎日、骨太体操である「かかと落とし」と「おへそひっこみ体操」を行い、さらに、栄養のバランスのとれた食生活を心がけたうえで、骨の3大栄養素、カルシウムとビタミンD、ビタミンKを豊富に含んだ牛乳や干しシイタケ、ひきわり納豆などをしっかりとるようにしましょう。

大切なのは、毎日続けること。骨はあなたを裏切りません。適切な運動と栄養摂取という毎日の積み重ねが、必ずやあなたの骨をより太く、丈夫に蘇らせ、若返らせることでしょう。

できれば、骨について豊富な知識と経験を持った「骨の専門家」を見つけていただきたいですね。骨粗鬆症の治療薬、なおかつ、運動と栄養についての情報にも精通していて、さらに、あなたの気持ちに寄り添いながら一緒にがんばってくれるような骨の専門家。そのような信頼のおけるドクターと出会えたら、あなたの骨の若返りを支えてもらえて、人生の最後を元気に締めくくれる確率がぐんと上がるはずです。

うれしいことに、骨は何歳からでも蘇ります。70代、80代、90代、そして、100歳からでも骨は増えます。100歳を超えて骨密度が上がった患者さんも実際にいらっしゃいます。もう歳だから、などと諦めないでください。遅すぎるということは決してありません。今からでも間に合うのです。

寝たきりになることなく、最後まで自分の脚で歩いて、元気に旅立つピンピンキラリをめざして、一緒にがんばりましょう。

【参考文献・HP】

"Risk factors for falls among elderly persons living in the community"(The NEW ENGLAND JOURNAL of MEDICINE)M E Tinetti, M Speechley, S F Ginter

「令和4年版　高齢社会白書」内閣府

「平均自立期間・平均余命 都道府県一覧(令和3年統計情報分)」公益社団法人　国民健康保険中央会

「統計からみた我が国の高齢者－「敬老の日」にちなんで－」総務省統計局

「平成27年都道府県別生命表の概況」厚生労働省

"Factors associated with mortality following hip fracture in Japan"(Journal of Bone and Mineral Metabolism)MURAKI Shigeyuki　他

「介護予防の推進に向けた運動器疾患対策に関する検討会　今後の調査研究の在り方について」厚生労働省

『骨粗鬆症の予防と治療ガイドライン 2015年版』骨粗鬆症の予防と治療ガイドライン作成委員会

「令和4年(2022)人口動態統計(確定数)の概況」厚生労働省

「最近の日本人のビタミンD欠乏」国立研究開発法人国立環境研究所

"Short Sleep Is Associated With Low Bone Mineral Density and Osteoporosis in the Women's Health Initiative"(J Bone Miner Res)Heather M Ochs-Balcom　他

「65歳以上の日常生活での事故による救急搬送、8割が転倒　骨折は寿命を左右します」朝日新聞(https://www.asahi.com/relife/article/14602660)

"World health statistics 2023"WHO

「人口動態統計からみた日本における肺炎による死亡について(肺炎, インフルエンザ, 誤嚥性肺炎, 年次推移, 世代マップ, 人口動態統計)」東京都健康安全研究センター(https://www.tmiph.metro.tokyo.lg.jp/sage/sage2018/)

eJIM 厚生労働省『「統合医療」に係る 情報発信等推進事業』

「ビタミンD生成に必要な紫外線照射時間と人体に有害となる紫外線照射時間(気候値)」国立研究開発法人国立環境研究所地球環境研究センター(https://db.cger.nies.go.jp/dataset/uv_vitaminD/ja/climatology.html)

青春新書
PLAYBOOKS

人生を自由自在に活動《プレイ》する

人生の活動源として

いま要求される新しい気運は、最も現実的な生々しい時代に吐息する大衆の活力と活動源である。

文明はすべてを合理化し、自主的精神はますます衰退に瀕し、自由は奪われようとしている今日、プレイブックスに課せられた役割と必要は広く新鮮な願いとなろう。

いわゆる知識人にもとめる書物は数多く窺うまでもない。

本刊行は、在来の観念類型を打破し、謂わば現代生活の機能に即する潤滑油として、逞しい生命を吹込もうとするものである。

われわれの現状は、埃りと騒音に紛れ、雑踏に苛まれ、あくせく追われる仕事に、日々の不安は健全な精神生活を妨げる圧迫感となり、まさに現実はストレス症状を呈している。

プレイブックスは、それらすべてのうっ積を吹きとばし、自由闊達な活動力を培養し、勇気と自信を生みだす最も楽しいシリーズたらんことを、われわれは鋭意貫かんとするものである。

―創始者のことば―　小澤和一

著者紹介

中村幸男

医学博士。日本整形外科学会専門医。日本骨粗鬆症学会認定医・評議員。飯田病院整形外科部長・第2人工関節センター長。自治医科大学を卒業後、ハーバード大学医学部講師、東京大学医科学研究所プロジェクトリーダー、信州大学医学部特任教授を経て、現職にいたる。専門は骨粗鬆症、関節リウマチ、膝関節・股関節外科。ロコモおよび人工関節領域の第一人者として、数々の英語論文を世界に発信し、国内外で骨研究に関する賞を多数受賞。「信州骨を守る会」の代表を務め、長野県民の健康寿命延伸のための取り組みを推進してきた。著書に『本当に必要な「ゆるスクワット」と「かかと落とし」』(小学館)がある。

70歳《さい》からは
「転《ころ》んでも折《お》れない骨《ほね》」をつくりなさい

青春新書 PLAYBOOKS

2024年5月25日　第1刷
2024年9月30日　第2刷

著　者　中《なか》村《むら》幸《ゆき》男《お》

発行者　小澤源太郎

責任編集　株式会社プライム涌光

電話　編集部　03(3203)2850

発行所　東京都新宿区若松町12番1号 〒162-0056　株式会社青春出版社

電話　営業部　03(3207)1916　振替番号　00190-7-98602

印刷・三松堂　製本・フォーネット社

ISBN978-4-413-21211-3

青春新書 PLAYBOOKS

人生を自由自在に活動する——プレイブックス

かけるだけで絶品おかず
かけだれ30

検見﨑聡美

和食、洋食、イタリアン、
フレンチ、中華——
時短料理も、ごちそうになる！
「おいしい！」の新しい作り方

P-1200

「お金が貯まる人」の習慣、
ぜんぶ集めました。

ホームライフ
取材班［編］

そんな秘密があったのか！
同じ収入でもマネするだけで
大きく差がつく107項

P-1201

100歳まで切れない、詰まらない！
血管の老化は「足」で止められた

池谷敏郎

「足の血管力」アップが高血圧、
糖尿病、脂質異常症を改善し、
脳卒中、心筋梗塞、突然死を防ぐ!!

P-1202

「脱力」はなぜ体にいいのか
「痛み」と「疲れ」を1分でとる体操

鈴木亮司

腰痛・肩コリ・疲労感・不眠・
うつ症状…その不調は
「気づかない緊張」が原因だった！

P-1203

お願い　ページわりの関係からここでは一部の既刊本しか掲載してありません。

青春新書 PLAYBOOKS

人生を自由自在に活動する――プレイブックス

「シンプル」な選択が自律神経を整える理由

小林弘幸

何を選び、何を捨てるか――たった1%の「迷い」があるだけで、自律神経は乱れる

P-1204

「老けない人」の習慣、ぜんぶ集めました。

ホームライフ取材班[編]

見た目も体も若々しい人は「何を」やっているのか?

P-1205

ダイエットしたい人のやせるキッチン

森由香子

理想の体型はキッチンを変えるだけでよかった

P-1206

「やせてる人」の習慣、ぜんぶ集めました。

工藤孝文[監修]
ホームライフ取材班[編]

食べてるのに太らない人の秘密とは?

P-1207

お願い　ページわりの関係からここでは一部の既刊本しか掲載してありません。折り込みの出版案内もご参考にご覧ください。

青春新書 PLAYBOOKS

人生を自由自在に活動する――プレイブックス

押してはいけない妻のスイッチ

石原壮一郎

そのひと言でわが家は天国にも地獄にもなる！　夫婦生活を円満にする「夫」の参考書

P-1208

「長生きする人」の習慣、ぜんぶ集めました。

工藤孝文［監修］
ホームライフ取材班［編］

メンタル・睡眠・ボディケア・食事・運動・趣味・入浴――「健康長寿」をのばす秘訣をギュッと濃縮

P-1209

特殊詐欺から大地震、転倒までシニアが陥《おちい》る50の危険

㈱三菱総合研究所
奈良由美子［監修］

この「備え」が無用なトラブルを遠ざける。リスクが高まるシニアのための安全・安心マニュアル！

P-1210

70歳からは「転んでも折れない骨」をつくりなさい

中村幸男

健康寿命を延ばすカギは「骨」にあった！

P-1211

お願い　ページわりの関係からここでは一部の既刊本しか掲載してありません。